Hariprasat A. S.
Jacob Raja

Implantes zigomáticos na reabilitação de maxila atrófica

Hariprasat A. S.
Jacob Raja

Implantes zigomáticos na reabilitação de maxila atrófica

Novo paradigma para dentes fixos

ScienciaScripts

Imprint

Any brand names and product names mentioned in this book are subject to trademark, brand or patent protection and are trademarks or registered trademarks of their respective holders. The use of brand names, product names, common names, trade names, product descriptions etc. even without a particular marking in this work is in no way to be construed to mean that such names may be regarded as unrestricted in respect of trademark and brand protection legislation and could thus be used by anyone.

Cover image: www.ingimage.com

This book is a translation from the original published under ISBN 978-620-7-99693-3.

Publisher:
Sciencia Scripts
is a trademark of
Dodo Books Indian Ocean Ltd. and OmniScriptum S.R.L publishing group

120 High Road, East Finchley, London, N2 9ED, United Kingdom
Str. Armeneasca 28/1, office 1, Chisinau MD-2012, Republic of Moldova, Europe
Printed at: see last page
ISBN: 978-620-7-98991-1

Índice

INTRODUÇÃO

O implante dentário é um pilar metálico que substitui a parte da raiz de um dente perdido. É posicionado cirurgicamente no osso maxilar, por baixo das gengivas, para proporcionar estabilidade e apoio à prótese. Alguns pacientes não podem receber terapia convencional com implantes na maxila edêntula devido à reabsorção óssea grave e à presença de seios maxilares grandes, o que deixa tecido ósseo insuficiente para a ancoragem dos implantes. Na reabilitação oral, o enxerto ósseo é uma prática comum antes da colocação de implantes ou é efectuado concomitantemente.[1] Com o mesmo objetivo de aumentar a quantidade de osso portador de carga, foram descritos vários procedimentos de aumento ósseo, como o aumento do fundo do seio e o enxerto ósseo onlay.[2]

O osso autógeno continua a ser o "padrão de ouro" para material de transplante pela maioria das razões. Para além dos perigos e consequências inerentes ao método de enxerto, a cirurgia também requer um local doador, o que implica maior morbilidade cirúrgica, maior tempo de operação e despesas mais elevadas.[3] A variabilidade dos ensaios clínicos tem sido sublinhada em publicações de revisão sistemática como uma razão pela qual é difícil criar diretrizes para a prática clínica. No entanto, é importante estar ciente de que os enxertos ósseos da crista ilíaca, por exemplo, têm uma taxa de insucesso de 10 a 30% quando utilizados com implantes imediatos ou tardios.[4]

A eficácia dos tratamentos com enxertos sinusais ainda é objeto de debate, apesar das múltiplas publicações. A maioria da literatura que descreve estes procedimentos carece de acompanhamento radiográfico padronizado e de critérios de sucesso e insucesso do implante especificados, ou não inclui a altura óssea inicial.[5] Numa avaliação sistemática, foi detectada uma taxa de insucesso anual prevista de 3,5% para a abordagem da janela lateral, levando a uma taxa de sobrevivência do implante de 90,1% aos 3 anos. Os implantes com os melhores resultados (98,3% de sobrevivência do implante após três anos) tinham uma superfície algo rugosa.[6]

Em primeiro lugar, a falta de ensaios controlados aleatóriosrelevantes obrigou à inclusão de publicações com padrões de evidência mais baixos (por exemplo, estudos de coortes prospectivos e retrospectivos). Em segundo lugar, 65% dos 48 ensaios que foram analisados não forneceram dados de desistência[7] . Em terceiro lugar, embora esteja bem estabelecido que a altura do osso residual tem um impacto importante na sobrevivência do implante, vários dos estudos considerados para inclusão não incluíam informações sobre a altura do osso residual inicial no local da implantação do implante ou falhas do enxerto[8] . As investigações consideradas foram efectuadas principalmente em ambientes institucionais, como universidades ou clínicas especializadas, pelo que é possível que os resultados a longo prazo não sejam necessariamente aplicáveis à prática privada normal[9] .
Uma percentagem de sobrevivência projectada de 92,8% após três anos de função foi relatada em revisões do procedimento transalveolar.[10] Mais uma vez, apenas 16% dos ensaios incluíram informações sobre desistências. Ficou claro que os implantes mais curtos e a menor altura óssea residual causaram uma maior taxa de insucesso. Quando a altura óssea residual era igual ou superior a 5 mm, de acordo

com uma análise retrospetiva multicêntrica, a taxa de sobrevivência era de 96%, em oposição a 85,7% quando era igual ou inferior a 4 mm5. Em um estudo recente, **Esposito et al.** analisaram as justificativas para o aumento do seio maxilar e os melhores métodos de aumento. Os resultados basearam-se em 10 estudos controlados e aleatórios de vários métodos e materiais para aumentar o seio maxilar, e forneceram informações sobre o sucesso ou insucesso dos implantes, pelo menos até à ligação do pilar.[11] Infelizmente, a avaliação final teve de se basear apenas num pequeno número de estudos com períodos de acompanhamento curtos. Consequentemente, os resultados têm de ser considerados provisórios e altamente susceptíveis a preconceitos. A necessidade e a eficácia da utilização de métodos de aumento do seio maxilar antes da inserção do implante continuam a ser questionadas.[12]

Em 1988, **P-I Br "anemark** apresentou a hipótese de que os implantes podem encontrar uma ancoragem suficiente no zigoma, mesmo que a sua ancoragem esteja bastante afastada do maxilar.[13] Referiu-se a estes pacientes como pacientes deficientes devido aos seus maxilares atróficos. Estendeu esta ideia a doentes totalmente edêntulos com maxilares posteriores gravemente atrofiados, porque estava habituado a utilizar implantes de zigoma para ancoragem em casos de hemi maxillectomia.[14] Estes implantes zigomáticos podiam sustentar pressões mastigatórias comunicadas através de uma prótese dentária completa de implante fixo que era fixada aos implantes e utilizava a estabilidade da arcada cruzada quando utilizada em conjunto com implantes padrão posicionados no maxilar anterior.[15]

Embora os implantes zigomáticos iniciais fossem rectos, as exigências protéticas levaram à sua transformação em implantes angulados, com uma angulação de 45° na cabeça intra-oral do implante. O colo do implante é mais ou menos perpendicular ao plano oclusal graças a esta angulação de 45°, que corresponde à angulação do zigoma e da maxila e facilita a reconstrução protética. A cabeça do implante que será eventualmente reparada é um hexágono exterior do sistema Br "anemark.[16] Para a maxila severamente reabsorvida, uma terapia alternativa é o implante de zigoma. Foram tomadas iniciativas para investigar alternativas às técnicas de enxerto.[17] Foi identificado um local alternativo para o implante: a sutura pterigomaxilar. Outros recomendaram o uso de implantes curtos e inclinados como um substituto para as cirurgias de elevação do seio maxilar.[18] Nas últimas duas décadas, o implante de zigoma surgiu como um tratamento bem sucedido tanto para as anomalias da maxilectomia como para a maxila edêntula atrófica.[19]

Para a reabilitação protética de pacientes com deformidades maxilares significativas causadas por ressecções tumorais, traumatismos e anomalias congénitas, foi desenvolvido o implante zigomático Br "anemark. Um implante longo que pode ser utilizado como âncora para epíteses, próteses e/ou obturadores foi fixado ao osso do arco zigomático utilizando implantes convencionais como apoio.[20] O método permitiu que estes pacientes recebessem uma terapia adequada, restaurando a sua função e melhorando a sua aparência, e muitos pacientes podem agora retomar a sua vida social regular. As técnicas cirúrgicas modernas centram-se nos requisitos anatómicos, fisiológicos e protéticos únicos de cada doente para desenvolver procedimentos cirúrgicos mais seguros, melhorar a previsibilidade e, em última análise, obter bons resultados a longo prazo.

Para os pacientes que já sofreram falhas de enxertos ósseos ou para aqueles com condições médicas graves que não conseguem suportar procedimentos cirúrgicos demorados, a implantação de implantes zigomáticos, uma abordagem sem enxertos, oferece outra opção.[21] O American College of Prosthodontists afirmou numa declaração de política que "a utilização do implante zigomático em diversas circunstâncias clínicas com configurações variadas permite à equipa dentária restaurar a qualidade de vida e proporciona aos pacientes uma escolha acelerada e previsível". Alguns benefícios que podem influenciar o cirurgião e o paciente a selecionar este tipo de terapia são a diminuição dos locais de cirurgia, o número de operações cirúrgicas e o menor tempo entre a cirurgia e a entrega da prótese final. **Rosenstein J et al** propuseram a utilização de numerosos implantes zigomáticos (por exemplo, dois a três em cada lado) para suportar uma prótese.[22] Apesar de um grande número de estudos que demonstram resultados promissores a longo prazo, não existem estudos controlados e aleatórios que comparem a sua eficácia clínica com outras opções de tratamento para indivíduos com maxilas edêntulas atróficas. Também não existem muitos estudos prospectivos publicados a longo prazo que apoiem esta abordagem. Atualmente, o médico não pode avaliar a eficácia de uma terapia com suporte zigomático utilizando critérios claros e especificados.[23] Quando, em 1997, foi efectuada uma primeira investigação multicêntrica de 16 centros utilizando a técnica, os resultados foram comunicados um e três anos após a colocação. Os resultados foram largamente favoráveis. A duração deste estudo prospetivo aberto, que incluiu pacientes que foram inscritos sequencialmente durante um período de 1,5 anos e seguidos durante 3 anos após a colocação da prótese, foi de dezembro de 1997 a janeiro de 2000.[23] Foram colocados 420 implantes em 76 indivíduos, incluindo 145 fixações zigomáticas. Após um ano e três anos, respetivamente, a taxa de sobrevivência cumulativa (CSR) para as fixações zigomáticas foi de 97% e 96,3%. O procedimento exigia uma operação em duas fases que envolvia a inserção dos implantes, cobrindo-os com tecidos moles, e abrindo novamente a ferida seis meses mais tarde para inserir os pilares e uma prótese fixa aparafusada.

Para além disso, os cirurgiões orais depararam-se com mais casos de atrofia pré-maxilar grave, o que impossibilitou a colocação de implantes normais nesta área. Esta necessidade clínica levou ao desenvolvimento de um procedimento conhecido como **"zigoma quádruplo"**, que envolve a implantação de quatro implantes zigomáticos. O procedimento foi rapidamente adotado e os quatro implantes foram carregados de imediato.

O objetivo desta dissertação bibliográfica é compreender os implantes zigomáticos e a sua aplicação.

HISTÓRIA

Já em 2500 a.C., os egípcios tinham desenvolvido técnicas de substituição de dentes. Os Maias, em 600 d.C., fabricavam implantes a partir de conchas e colocavam-nos no maxilar.

Em **1988, PI Branemark** desenvolveu implantes zigomáticos para pacientes com perda óssea grave no maxilar superior. Esta técnica demonstrou limitações em termos de conforto, fonética e higiene.[13]

Em **2000, Stella** e **Warner** modificaram a técnica de Branemark utilizando a **técnica de ranhura sinusal**. Utilizaram uma ranhura no contraforte zigomático. Nesta técnica, o implante desloca-se paralelamente à cavidade sinusal em vez de a atravessar. Isto é conseguido através de uma maior angulação vertical.[4,5]

Bedrossian e colaboradores, em 2002, colocaram 44 implantes zigomáticos e 80 implantes convencionais em 22 pacientes. No seguimento de 34 meses, verificou-se que 100% dos implantes zigomáticos foram bem sucedidos, em comparação com 91,25% dos implantes convencionais.

Miglioranca et al, em **2005**, utilizaram uma **técnica extra-sinusal** em que o implante foi fixado mais perto do rebordo alveolar na porção externa do osso zigomático.[9]

Chow et al, Bedrossian et al, Miglioranca et al publicaram estudos que demonstram o sucesso da carga imediata de implantes zigomáticos.[20]

REVISÃO DA LITERATURA

1. **Moara de Rossi, Marcelo Palinkas, Barbara de Lima-Lucas, Carla-Moreto Santos, Marisa Semprini, Ligia Franco Oliveira et.al (2017)** Os autores tiveram como objetivo comparar a atividade eletromiográfica (EMG) dos músculos masseter e temporal em controles e em indivíduos com próteses totais implanto-suportadas ancoradas no osso zigomático. Este estudo foi realizado em cinquenta e quatro voluntários de ambos os sexos (idade média de 52,5 anos), divididos em dois grupos: Indivíduos com implante zigomático (ZIG; n=27) e pacientes totalmente dentados (CG; n=27). O MyoSystem-BR1 foi utilizado para avaliar a atividade EMG dos músculos masseter e temporal em diferentes movimentos mandibulares: protrusão, apertamento, contração voluntária máxima (CVM) com Parafilm M®, lateralidade direita e esquerda e mastigação (amendoim e uva passa). Os dados foram processados, normalizados (CVM) e analisados com o programa SPSS 21.0. Foi utilizado o teste t de Student (P ≤ 0,05) para comparação entre os grupos. Os resultados foram estatisticamente significativos (P ≤ 0,05) para protrusão, apertamento, lateralidade direita e esquerda e mastigação de passas. Para as condições de postura mandibular, o ZIG obteve padrões de atividade EMG mais elevados quando comparado ao GC. Para o desempenho mastigatório durante a mastigação de amendoim e uva passa, o ZIG apresentou valores médios de EMG mais elevados quando comparado ao GC.O implante zigomático promoveu uma resposta ativa das fibras musculares

(hiperatividade) tanto na condição de postura mandibular quanto na condição de mastigação, provavelmente devido à ausência de receptores periodontais, que desempenham um papel importante na preparação do bolo alimentar para a deglutição.[24]

2. **Carlos Aparicio , Waldemar D Polido , James Chow , Ruben Davo , Bilal Al-Nawas(2011)** realizaram um estudo para avaliar a eficácia de dois novos implantes zigomáticos (ZI) específicos, selecionados e colocados de acordo com a abordagem guiada pela anatomia do zigoma (ZAGA). Pacientes consecutivos que apresentavam indicações para reabilitação com ZI foram tratados de acordo com as recomendações do conceito ZAGA. Os critérios de sucesso relativos ao offset protético, ao estado rino-sinusal, à condição dos tecidos moles e à estabilidade do implante foram utilizados adicionalmente como parâmetros de resultados. Vinte pacientes foram seguidos durante um período de 12 a 28 meses (média de 18,8 meses). Dez receberam 2 ZI mais implantes anteriores regulares; um recebeu 3 ZI mais implantes regulares e nove receberam 4 ZI. No total, foram colocadas 59 ZI, 34 (58%) com design Straumann ZAGA-Flat e 25 (42%) ZAGA-Round. Quarenta e nove por cento dos locais foram classificados como tipo ZAGA-4 e 27% como ZAGA-2. Quatro pacientes (20%) apresentavam descontinuidades do pavimento sinusal antes da cirurgia e 15 pacientes (75%) apresentavam opacidades sinusais prévias. Todos os implantes, exceto um, atingiram mais de 45 N.cm de torque de inserção. Não foram observadas complicações cirúrgicas. Após 1 ano, a pontuação de

Lund-Mackay modificada era negativa em 17 pacientes. Dezassete locais em 11 pacientes exibiram uma diminuição da opacidade quando a imagiologia pré-cirúrgica foi comparada com a CBCT pós-cirúrgica de 1 ano. Todos os implantes e próteses permaneceram estáveis e funcionais. O estudo concluiu taxas de sobrevivência de 100% dos implantes/próteses e baixos níveis de complicações. Dentro das limitações da amostra e do período de observação, os resultados sugerem que, mesmo em casos de maxilares extremamente reabsorvidos, o ZAGA-Flat e o ZAGA-Round ZI são opções de tratamento viáveis ao restaurar maxilares atróficos seguindo o protocolo ZAGA.[25]

3. **Miguel Penarrocha, Berta GarciaI, Araceli Boronat (2009)** realizaram um estudo para descrever o tratamento de pacientes com atrofia maxilar extrema. O seu tratamento consistiu em próteses fixas maxilares suportadas por implantes convencionais colocados em estruturas anatómicas residuais em conjunto com implantes zigomáticos posicionados utilizando a técnica de ranhura sinusal de Stella e Warner. Foi efectuada uma revisão retrospetiva de todos os pacientes que receberam implantes zigomáticos entre janeiro de 2000 e janeiro de 2005. As avaliações pré-operatórias incluíram radiografias panorâmicas digitais e tomografia computorizada para identificar as estruturas anatómicas e detetar a presença de patologia. Todas as complicações intra e pós-operatórias foram registadas. As restaurações aparafusadas foram colocadas 4 a 6 meses após a colocação do implante. Após a restauração protética, todos os pacientes tiveram um

acompanhamento mínimo de 12 meses. Vinte e um pacientes (11 mulheres

e 10 homens) com atrofia maxilar severa foram submetidos a tratamento

com implantes zigomáticos colocados utilizando a técnica sinus slot. A

idade média dos pacientes foi de 54,1 anos (variação de 31 a 75 anos). Um

paciente apresentava displasia ectodérmica. Foi colocado um total de 89

implantes convencionais e 40 implantes zigomáticos. Durante a cirurgia, a

membrana sinusal foi perfurada em todos os casos, no entanto, não se

registaram complicações pós-operatórias significativas. Um paciente

apresentou uma equimose. Dois implantes convencionais falharam;

nenhum dos 40 implantes zigomáticos falhou. O seguimento médio após a

colocação dos implantes foi de 29 meses, período durante o qual as próteses

e os implantes se mantiveram estáveis e funcionais. Os implantes

zigomáticos, quando posicionados em conjunto com implantes

pré-maxilares, podem facilitar a reabilitação cirúrgica de pacientes que

apresentem reabsorção maxilar severa, como alternativa ao enxerto ósseo.[26]

4. **Karl-Erik Kahnberg , Patric J Henry, Jan-Mikael Hirsch, Lars-Olov Ohrnell, Lars Andreasson et al (2007)** efectuaram um estudo para avaliar

o resultado do tratamento com implantes de zigoma no que diz respeito à

sobrevivência do implante, satisfação do doente e função de substituição da

prótese após 3 anos. O resultado do tratamento de 76 pacientes tratados com

145 fixações de zigoma em 16 centros foi avaliado no que respeita à

sobrevivência do implante. O estado da mucosa peri-implantar e a

quantidade de placa bacteriana foram registados anualmente. As avaliações dos pacientes e dos dentistas sobre o resultado funcional e estético do tratamento foram avaliadas aquando da entrega da prótese e, posteriormente, em cada visita de acompanhamento. Sessenta de 76 pacientes foram seguidos durante 3 anos após a entrega da prótese. Cinco dos 145 implantes de zigoma colocados falharam durante o curso do estudo, resultando numa taxa de sobrevivência global do implante de 96,3%. No seguimento de 3 anos, 75% dos implantes registaram mucosa peri-implantar normal e 68% sem placa visível. 86% e 71% dos pacientes, respetivamente, estavam totalmente satisfeitos com o resultado estético e funcional do tratamento na visita de acompanhamento de 3 anos. Todos os dados comunicados pelos dentistas variam entre uma pontuação aceitável e uma pontuação excelente. O estudo multicêntrico mostrou uma elevada previsibilidade da reabilitação suportada por implantes no zigoma.[27]

5. **Humberto , AndresGomez-Delgado , SergioTrujillo-Saldarriaga , Daniel Varon-Cardona , Jaime Castro-Nunez (2014)** Os autores investigaram as técnicas cirúrgicas, a taxa de sucesso, a reabilitação protética, as complicações e os dados demográficos de pacientes submetidos a cirurgia de implante zigomático. Foi implementado um desenho de estudo retrospetivo de série de casos que incluiu pacientes que receberam implantes zigomáticos identificados na base de dados do Departamento de Cirurgia Oral e Maxilofacial, Universidade El Bosque, de 2009 a 2013. As informações de contacto foram recolhidas dos registos e foi pedido aos pacientes que comparecessem no departamento para uma

consulta de seguimento. A população consistiu em todos os pacientes encontrados na base de dados e a amostra incluiu pacientes saudáveis que viviam em Bogotá, Colômbia. As variáveis preditoras foram categorizadas em histórico médico do paciente, dados demográficos, técnica cirúrgica e reabilitação protética. A variável de resultado foi a presença ou ausência de complicações pós-operatórias. Foram excluídos os fumadores, os diabéticos e os doentes que residiam fora de Bogotá. Os pacientes também foram excluídos se o seu estado médico tivesse mudado desde a cirurgia de implante zigomático. Foram calculadas estatísticas descritivas para cada variável do estudo. Foram recolhidos dados de 95 pacientes. A amostra consistiu em 80 pacientes nos quais foram colocados 244 implantes. A média de idade da amostra foi de 55,5 anos. Foram colocados 11 implantes zigomáticos em mulheres e 133 em homens, com uma taxa global de complicações de 9,9%, sendo a sinusite a complicação mais frequente (7,5%). Outras complicações foram a parestesia (0,4%) e a fístula oroantral (0,4%). O período de seguimento foi de 6 a 48 meses. Esta investigação analisou a experiência de 4 anos dos autores na colocação de implantes zigomáticos e provou ser um método fiável para o tratamento da maxila reabsorvida.[28]

6. **Paulo Malo, Miguel de Araujo Nobre, Armando Lopes, Ana Ferro, Steven Moss (2014)** Os autores, no seu follow-up de 5 anos, estudaram os resultados da reabilitação de maxilas atróficas desdentadas completas, utilizando implantes zigomáticos extra-maxilares isolados ou em

combinação com implantes convencionais.Este relatório retrospetivo inclui uma coorte inicial de 39 pacientes (30 mulheres e 9 homens), com uma idade média de 53 anos, seguidos durante 5 anos. Os pacientes foram reabilitados com 39 próteses fixas e 169 implantes (92 implantes zigomáticos inseridos extra-maxilares e 77 implantes dentários convencionais). Uma prótese provisória foi fabricada e fixada através de pilares multi-unit fixados aos implantes no mesmo dia da colocação do implante. De acordo com os desejos do paciente e cada situação clínica, foi colocada uma prótese definitiva de resina acrílica, metal-acrílica ou metal-cerâmica, aproximadamente 6 meses após a colocação do implante. As medidas de resultado foram: sucesso da prótese; sucesso do implante; complicações; profundidade da bolsa à sondagem; hemorragia marginal; e níveis ósseos marginais (apenas para implantes convencionais). Dois pacientes faleceram após 8 e 30 meses de seguimento devido a causas não relacionadas com a sua reabilitação oral, e 5 pacientes abandonaram o estudo. Não se perdeu nenhuma prótese; um implante zigomático foi removido após 46 meses de seguimento, o que dá uma taxa de sucesso cumulativo de 97% e 98,8% (relacionado com o paciente e com o implante, respetivamente). Doze complicações ocorreram em 12 pacientes: 5 infecções sinusais em 5 pacientes, todos com história prévia de sinusite e cuja membrana sinusal foi rompida durante a cirurgia; uma comunicação oroantral (que levou à remoção do implante), 2 fracturas de próteses de resina acrílica, 1 fratura de coroa cerâmica (numa prótese metalo-cerâmica);

e 3 desapertos de parafusos. Foi registada hemorragia à sondagem em 6 pacientes (13 implantes). Profundidades de bolsa à sondagem >4 mm estavam presentes em 13 pacientes (23 implantes) aos 5 anos de seguimento. A perda óssea marginal média (desvio padrão) nos implantes convencionais foi de 1,16 mm (0,77 mm) nos 9 pacientes com radiografias intra-orais. O resultado a longo prazo (5 anos) das reabilitações efectuadas em pacientes com maxilares completamente edêntulos e severamente atróficos suportados por implantes zigomáticos com carga imediata, isoladamente ou em combinação com implantes convencionais, é satisfatório.[29]

7. **E L Agliardi , D Romeo , S Panigatti , M de Araujo Nobre , P. Malo(2017)** Os autores tiveram como objetivo avaliar os resultados de próteses imediatas de arcada completa suportadas por implantes zigomáticos isolados ou em combinação com fixações padrão após um mínimo de 6 anos de carga. De 2008 a 2010, 15 pacientes com maxilares severamente atróficos foram tratados com quatro implantes zigomáticos ou dois implantes zigomáticos em conjunto com duas fixações convencionais. Todos os indivíduos receberam uma prótese fixa aparafusada no prazo de 3 horas após a cirurgia, enquanto a restauração final foi entregue após 6 meses. Foram agendados exames de seguimento para avaliar a sobrevivência dos implantes zigomáticos, o sucesso dos implantes dentários convencionais, o sucesso protético, os índices de placa bacteriana e de hemorragia, a perda óssea marginal para os implantes dentários

convencionais e a satisfação do paciente. Foram colocados quarenta e dois implantes zigomáticos e 18 implantes padrão. Os pacientes foram acompanhados durante um mínimo de 79 meses (intervalo de 79-97 meses, média de 90,61 meses). Nenhum implante foi perdido, levando a taxas de sobrevivência de implantes e próteses de 100%. A perda óssea para implantes convencionais foi, em média, de 1,39±0,10 mm após 6 anos de função, o que levou a uma taxa de sucesso do implante de 100%. Foram registados elevados níveis de satisfação dos pacientes. Estes resultados a médio prazo indicam que a reabilitação imediata da arcada completa suportada por implantes zigomáticos pode ser considerada uma modalidade de tratamento viável para o maxilar severamente atrófico.[30]

8. **Jay Neugarten, Frank J Tuminelli, Leora Walter (2017)** realizaram um estudo e demonstraram o resultado da colocação de dois implantes zigomáticos bilaterais com uma prótese de carga imediata. Foi realizada uma revisão retrospetiva de todos os pacientes tratados com implantes zigomáticos entre 2011 e 2016. Todos os pacientes tiveram pelo menos dois implantes zigomáticos colocados bilateralmente e imediatamente carregados com uma prótese provisória no mesmo dia da colocação do implante. Os implantes eram Nobel Biocare TiUnite ou de superfície maquinada com comprimentos de 30 a 52,5 mm. Todos os pacientes foram tratados por uma equipa constituída por um cirurgião, um dentista restaurador ou protésico, um anestesista e um técnico de laboratório. O sucesso do implante foi definido como a integração bem sucedida do

implante; o sucesso protético foi definido como a retenção da prótese em função normal. Cento e cinco implantes zigomáticos foram colocados e imediatamente carregados em 28 pacientes durante um período de 1 a 60 meses. As idades variaram entre 46 e 81 anos, com 26 pacientes do sexo feminino e 2 do sexo masculino. Todos os implantes foram colocados por um único cirurgião. A carga imediata no dia da colocação do implante foi efectuada por um de 2 protésicos ou 11 dentistas restauradores. O sucesso dos implantes foi de 96% (101/105). Todos os quatro implantes que falharam eram de um paciente e estavam revestidos com a superfície TiUnite. Este estudo demonstrou que dois implantes zigomáticos colocados bilateralmente e imediatamente carregados com uma prótese esplintada de arcada completa proporcionam um resultado previsível.[31]

9. **Ruben Davo, Pietro Felice, Roberto Pistilli, Carlo Barausse, Carlos Marti-Pages et al (2007)** Os autores compararam os resultados clínicos de próteses maxilares cruzadas com carga imediata suportadas por implantes zigomáticos versus implantes convencionais colocados em osso aumentado. No total, 71 pacientes edêntulos com maxilas severamente atróficas sem volumes ósseos suficientes para a colocação de implantes dentários, ou quando era possível colocar apenas dois implantes na zona anterior (diâmetro mínimo de 3.5 mm e comprimento de 8 mm) e menos de 4 mm de altura óssea subantral, foram randomizados segundo um desenho de grupo paralelo para receberem implantes zigomáticos (35 pacientes) para carga imediata vs enxerto com xenoenxerto, seguido após 6 meses de

consolidação do enxerto pela colocação de seis a oito implantes dentários convencionais submersos durante 4 meses (36 pacientes). Para carga imediata, os implantes zigomáticos tiveram de ser inseridos com um torque de inserção superior a 40 Ncm. Foram fornecidas próteses provisórias acrílicas reforçadas com metal aparafusadas, a serem substituídas por próteses definitivas Procera Implant Bridge Titanium com materiais de revestimento cerâmicos ou acrílicos 4 meses após a carga inicial. As medidas de resultado foram: falhas da prótese, do implante e do aumento, quaisquer complicações, qualidade de vida (OHIP-14), número de dias em que os pacientes ficaram total ou parcialmente incapacitados para a atividade, tempo de função e número de visitas ao dentista, avaliadas por avaliadores independentes. Os pacientes foram seguidos até 1 ano após a carga. Nenhum procedimento de aumento falhou. Cinco pacientes abandonaram o grupo de aumento. Seis próteses não puderam ser entregues ou falharam no grupo de aumento versus uma prótese no grupo zigomático, sendo a diferença estatisticamente significativa (diferença nas proporções = -16,5%; P = 0,045; 95% CI: -0,34 a -0,01). Oito pacientes perderam 35 implantes no grupo de aumento versus dois pacientes que perderam quatro implantes zigomáticos, sendo a diferença estatisticamente significativa (diferença nas proporções = -20,1%; P = 0,037; 95% CI: -0,38 a -0,02). Um total de 14 pacientes com implantes de aumento foram afectados por 22 complicações, contra 28 pacientes com implantes zigomáticos (40 complicações), sendo a diferença estatisticamente significativa (diferença nas proporções = 34,8%; P = 0,005; 95% CI: 0,12 a 0,54). A pontuação OHIP-14 a 1 ano foi de 3,93 ± 5,86 para os pacientes aumentados e 3,97 ± 4,32 para os pacientes zigomáticos, sem diferenças estatisticamente significativas entre os grupos (diferença média = 0,04; IC 95%: -2,56 a 2,65; P = 0,747). Ambos os grupos melhoraram significativamente as pontuações do OHIP-14 em relação ao período anterior à reabilitação (P < 0,001 para os pacientes zigomáticos e aumentados). Em média, o número de dias de enfermidade total foi de 7,42 ± 3,17 para o grupo aumentado e 7,17 ± 1,96 para o grupo zigomático, não sendo a diferença estatisticamente significativa (diferença média = -0,25; IC 95%: -1,52 a 1,02; P = 0,692). O número de dias de enfermidade parcial foi em média 14,24 ± 4,64 para o grupo aumentado e 12,17 ± 3,82 para o grupo zigomático, sendo a diferença estatisticamente significante (diferença média = -2,07; IC 95%: -4,12 a -0,02; P = 0,048). O número médio de dias necessários para a colocação de uma prótese funcional foi de 444,32 ± 207,86 para os pacientes aumentados e 1,34 ± 2,27 para os pacientes zigomáticos, sendo a diferença estatisticamente significativa (diferença média = -442,98; IC 95%: -513,10 a -372,86; P < 0,001). O número médio de visitas ao dentista foi de 19,72 ± 12,22 para os pacientes aumentados e 15,12 ± 5,76 para os pacientes zigomáticos, não sendo a diferença estatisticamente significativa (diferença média = -4,61; IC 95%: -9,31 a 0,92; P = 0,055). Os dados preliminares de um ano após a carga sugerem que os implantes zigomáticos com carga imediata foram associados a um número estatisticamente significativo de falhas protésicas (um vs seis pacientes), falhas de implantes (dois vs oito pacientes) e tempo necessário para a carga funcional (1,3 dias vs 444,3 dias) quando comparados com procedimentos de aumento e implantes dentários com carga convencional. Apesar de terem sido registadas mais complicações nos implantes zigomáticos, estes provaram ser uma melhor modalidade de reabilitação para maxilares severamente atróficos. São absolutamente necessários dados a longo prazo para confirmar ou contestar estes resultados preliminares.[32]

10. **Stephen F Balshi , Glenn J Wolfinger, Thomas J Balshi (2009)** demonstraram uma técnica específica para determinar a eficácia clínica dos implantes zigomáticos sob um protocolo de carga imediata. Todos os pacientes tratados entre maio de 2000 e outubro de 2006 que receberam implantes zigomáticos foram incluídos nesta análise retrospetiva. Todos os pacientes foram tratados com o mesmo protocolo cirúrgico e de restauração. Foram registados os seguintes dados: sexo, idade, tipo de implante, número de implantes colocados, dimensões dos implantes e sobrevivência do implante e da prótese. Foram tratados 56 pacientes consecutivos (29 mulheres, 27 homens; idade média de 60,58 anos [variação de 38,78 a 84,01]). Todos necessitavam de reconstrução oral e tinham atrofia maxilar que justificava a colocação de implantes zigomáticos. Cento e dez implantes zigomáticos foram colocados nestes 56 pacientes. Quatro dos 110 implantes zigomáticos falharam, resultando numa taxa de sobrevivência cumulativa de 96,37% com dados de acompanhamento não inferiores a 9

meses e superiores a 5 anos. Todos os quatro fracassos foram de implantes zigomáticos de superfície virada. Até à data, não se registaram falhas com os implantes zigomáticos de titânio com superfície anodizada. A taxa de sobrevivência da prótese foi de 100,0%. Nesta análise retrospetiva de 56 pacientes que receberam 110 implantes zigomáticos, a taxa de sobrevivência dos implantes zigomáticos foi superior a 96% durante um período de 9 meses a 5 anos. Esta técnica resultou numa reconstrução protética estável e previsível.[33]

11. **Reginaldo Mario Migliorança, Abilio Coppede, Renata C L Dias Rezende, Thiago de Mayo (2011)** Os autores demonstraram o resultado clínico de 150 implantes zigomáticos extrasinus colocados lateralmente ao seio maxilar e combinados com implantes convencionais na maxila anterior para a reabilitação implanto-suportada da maxila edêntula. Todos os pacientes incluídos neste estudo apresentavam maxilares total ou parcialmente edêntulos com quaisquer dentes remanescentes indicados para extração. As indicações para extracções em pacientes parcialmente desdentados incluíram fracturas longitudinais, doença periodontal, insucesso endodôntico, raízes perfuradas e conveniência protética. Todos os pacientes apresentavam reabsorção grave da maxila posterior. Cada paciente foi tratado com pelo menos quatro implantes, com um mínimo de um implante zigomático. Não foi efectuado qualquer enxerto ósseo. Os implantes zigomáticos foram colocados fora do seio, lateralmente ao seio maxilar. Os pacientes foram seguidos com exames clínicos e radiográficos

padronizados. Setenta e cinco pacientes com maxilares severamente atróficos (idade média, 52 anos) foram tratados entre 2003 e 2006. No total, foram colocados 436 implantes (150 implantes zigomáticos e 286 implantes convencionais). Dois implantes convencionais falharam durante o período de estudo, e dois implantes zigomáticos foram removidos. Todas as próteses foram bem sucedidas. Nenhum paciente apresentou sinusite. Não foram registados parafusos soltos ou fracturados em nenhum implante. Os implantes zigomáticos extra-sinusais, quando combinados com implantes convencionais na maxila anterior, representam uma opção de tratamento previsível para a maxila edêntula atrófica. São necessários mais estudos para avaliar o prognóstico a longo prazo destes implantes.[34]

12. **Paulo Malo , Miguel de Araujo Nobre, Armando Lopes, Ana Ferro, Steven Moss (2015)** Os autores estudaram o resultado da reabilitação de 352 pacientes com maxilas atróficas edêntulas completas utilizando 747 implantes zigomáticos em função imediata inseridos através da técnica extra-maxilar. 352 pacientes edêntulos consecutivos com maxilas atróficas foram reabilitados entre 2006 e 2012 com 747 implantes zigomáticos e 795 implantes convencionais. As taxas de sobrevivência cumulativa e de sucesso dos implantes e das próteses foram estimadas através do estimador do limite do produto de Kaplan-Meier. As complicações biológicas e protéticas foram registadas após 10 dias, 2, 4 e 6 meses e, posteriormente, a cada 6 meses. 43 pacientes (12,2%) desistiram, um paciente perdeu a prótese (taxa de sobrevivência cumulativa = 99,7%), e quatro pacientes

perderam 7 implantes zigomáticos, resultando numa taxa de sobrevivência cumulativa estimada de 98,2% (Kaplan-Meier). Dez pacientes perderam 17 implantes convencionais (taxas de sobrevivência cumulativa específica do paciente e específica do implante de 96,7% e 97,9%, respetivamente). As complicações biológicas foram observadas em 80 pacientes (22,7%) e resolveram-se na maioria das situações, resultando numa taxa de sucesso cumulativa estimada de 94,4% aos 7 anos para os implantes zigomáticos (Kaplan-Meier). Complicações mecânicas ocorreram em 156 pacientes (44%), sendo que um terço destas complicações ocorreu em pacientes com diagnóstico de bruxismo antes da reabilitação. A reabilitação de maxilas atróficas com implantes zigomáticos inseridos através da técnica extra-maxilar em função imediata, isoladamente ou em combinação com implantes standard, é um procedimento viável. Até que os aspectos biomecânicos sejam mais previsíveis e também devido à complexidade da técnica cirúrgica, esta abordagem de reabilitação não está pronta para que todos os clínicos de implantes comecem a utilizar na prática, sendo recomendada uma formação especial prévia.[35]

13. **Ruben Davo (2009)** avaliou a taxa de sucesso da reabilitação protética e as taxas de sobrevivência de implantes zigomáticos de superfície maquinada e implantes convencionais colocados utilizando um protocolo de 2 fases em 21 pacientes tratados consecutivamente com maxilares atróficos após um período de acompanhamento de 5 anos. Materiais e métodos: Um total de 24 pacientes tratados consecutivamente (8 homens, 16 mulheres), com uma

idade média de 51,4 anos (variando entre 36 e 72 anos) foram incluídos neste estudo. Foram realizadas reabilitações em 22 arcadas edêntulas e duas arcadas parcialmente edêntulas. No total, foram colocados 45 implantes zigomáticos e 109 implantes convencionais. Um total de 21 pacientes tinham uma prótese fixa aparafusada suportada por implantes no prazo de 6 meses após a colocação do implante e três pacientes tinham uma sobredentadura suportada por implantes. As medidas de resultado foram as taxas de sobrevivência das reabilitações protéticas, dos implantes zigomáticos e convencionais, bem como as complicações. Resultados: Três pacientes desistiram, dois após 1 ano e um após 3 anos. A estabilidade contínua das próteses foi alcançada em 20 dos 21 pacientes ao longo do estudo. Assim, a taxa de sucesso para a reabilitação protética após 5 anos foi de 95,8%. Uma sobredentadura suportada por dois implantes zigomáticos foi removida após 1 ano de funcionamento. O paciente está atualmente a aguardar a instalação de mais dois implantes zigomáticos ou um procedimento de enxerto. Um implante zigomático foi perdido, o que representa uma taxa de sobrevivência de 97,4% após o período de acompanhamento de 5 anos. Um total de 11 implantes convencionais foram perdidos, resultando numa taxa de sobrevivência de 89,9% após 5 anos de acompanhamento. Foi observada sinusite em cinco pacientes ao longo do estudo, que foi resolvida com antibióticos, meatotomia ou antrostomia de Caldwell-Luc, sem mais consequências. Conclusões: Os implantes zigomáticos juntamente com os implantes convencionais nos maxilares atróficos parecem ter um resultado clínico aceitável a 5 anos.[36]

14. **Rafael Tajra Evangelista Araujo, Alexander Tadeu Sverzut, Alexandre Elias Trivellato, Cassio Edvard Sverzut (2017)** Os autores demonstraram o resultado clínico de 129 implantes zigomáticos colocados em 37 pacientes com maxilas severamente reabsorvidas, parcial ou completamente edêntulas. Os pacientes que receberam implantes zigomáticos entre 2007 e 2014 foram incluídos nesta análise retrospetiva. Todos os pacientes foram tratados utilizando o mesmo protocolo cirúrgico, a técnica de sinus slot. Os seguintes dados foram registados: sexo, idade, raça, história médica, etiologia, vícios, grau de atrofia óssea, tipo e tamanho dos implantes zigomáticos, número de implantes colocados, tipo de prótese, taxa de sobrevivência, sucesso dos implantes e complicações. O acompanhamento incluiu exames clínicos e tomográficos padronizados. Trinta e sete pacientes consecutivos (25 mulheres, 12 homens; idade média de 55,64 anos [variação de 40 a 77 anos]) foram tratados. Todos necessitavam de reconstrução oral e apresentavam atrofia maxilar que justificava a colocação de implantes zigomáticos. Foram colocados 129 implantes zigomáticos nestes 37 pacientes. Dois dos implantes falharam, resultando numa taxa de sobrevivência cumulativa de 98,44%. A sinusite maxilar foi a complicação mais comum encontrada (21,62%); no entanto, nenhuma das falhas dos implantes estava relacionada com sinusite ou

tabagismo. O implante zigomático é uma opção fiável para o tratamento da maxila severamente reabsorvida.[37]

15. **Abilio Coppede , Thiago de Mayo , Marcelo de Sa Zamperlini , Rodolfo Amorin , Ana Paula A T de Padua , Jamil Awad Shibli (2017)**

Os autores procuraram avaliar os resultados clínicos de 94 implantes zigomáticos extrasinus, colocados lateralmente ao seio maxilar, para reabilitação de maxilas atróficas edêntulas. Um total de 42 pacientes (idade média de 58 anos) com maxilas severamente atróficas foram tratados entre novembro de 2010 e julho de 2011, e seguidos até julho de 2014. Um total de 273 implantes (94 implantes zigomáticos e 179 implantes convencionais) foram utilizados. Os pacientes foram seguidos através de um método clínico e radiográfico padronizado. Durante o período de estudo de 3 anos, 1 implante zigomático e 4 implantes convencionais falharam, resultando numa taxa de sobrevivência de 98,9% e 97,7%, respetivamente. Todas as restaurações com barras soldadas de titânio foram colocadas 3 dias após a cirurgia (carga imediata) ou 6 meses após a cirurgia (carga tardia), e foram bem sucedidas até à última consulta de acompanhamento, exceto no caso de problemas técnicos menores. Nenhum paciente apresentou qualquer tipo de evento adverso sinusal. Não foram registadas outras ocorrências significativas. Este estudo de seguimento clínico de 3 anos indica que os implantes zigomáticos extrasinus representam uma opção de tratamento previsível em maxilares atróficos. São necessários mais estudos clínicos prospectivos longitudinais para confirmar estes resultados.[38]

CONSIDERAÇÕES ANATÓMICAS
CONSIDERAÇÕES ANATÓMICAS PARA A COLOCAÇÃO DE IMPLANTES ZIGOMÁTICOS:

O conhecimento anatómico do osso zigomático é uma consideração importante durante a colocação de implantes zigomáticos no que diz respeito ao seu volume, qualidade e quantidade. O osso zigomático apresenta um padrão de osso trabecular que é útil para a osteointegração, com o seu osso cortical espesso a ajudar na estabilização primária.[39,40]

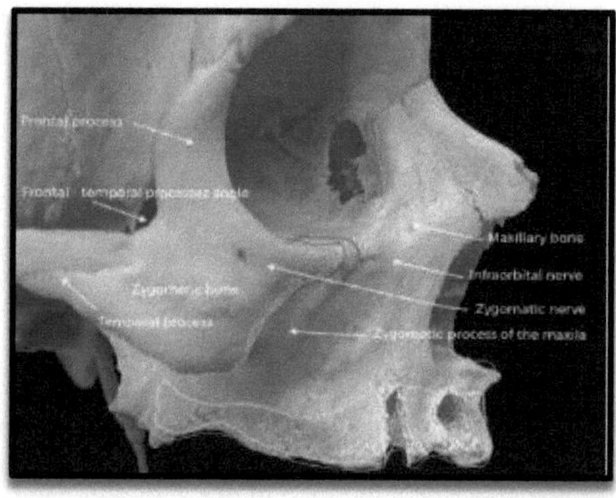

O nervo facial zigomático emerge do forame zigomático facial e inerva a bochecha na região zigomática. Por conseguinte, o conhecimento anatómico do forame zigomático facial é importante para o planeamento da cirurgia nesta região.[41] Considera-se que a porção central do osso zigomático é o local mais seguro para ancorar o implante zigomático. De acordo com **Rigolizzo MB et al**, a margem lateral da cavidade orbitária e a margem infra-orbitária podem ser usadas para ancorar o implante zigomático.[42]

Bedrossian descreveu uma abordagem sistemática de pré-tratamento para a classificação e tratamento da maxila atrófica. O maxilar está dividido nas 3 zonas seguintes: zona I (pré-maxila), zona II (área pré-molar) e zona III (área molar).[43] Recomendou a colocação de implantes zigomáticos quando o osso alveolar remanescente na zona 2 e na zona 3 é inferior a 2 a 3 mm. No caso de um paciente edêntulo com osso inadequado nas 3 zonas, a colocação de 4 implantes zigomáticos é possível e é conhecida como Implante Quad Zigomático.

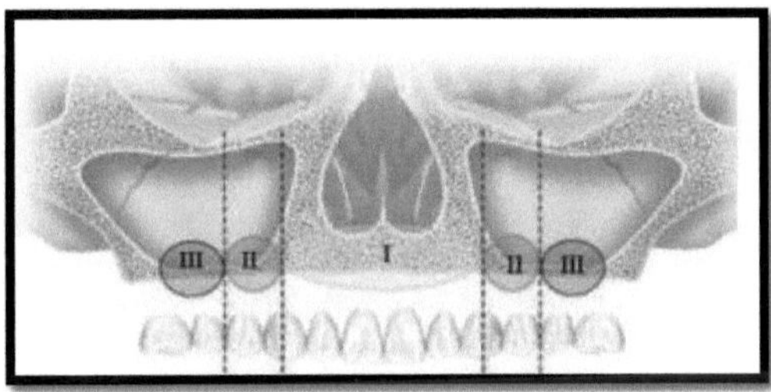

Zonas bedrossianas da maxila atrófica

Bothur et al (2003), na técnica modificada para a colocação de implantes zigomáticos, afirmaram que as considerações pré-operatórias devem incluir a forma da face, o grau de reabsorção, o estado do seio maxilar, a relação maxilomandibular e as expectativas do paciente. Uma face estreita será uma limitação no que respeita ao acesso intra-operatório e à inclinação do implante. Uma mandíbula edêntula facilitará o acesso. Uma crista alveolar muito fina mas verticalmente suficiente tende a encorajar a entrada do implante palatalmente, pelo que o enxerto ósseo onlay vestibular pode ser considerado como uma abordagem de tratamento alternativa.[44]

Uchida et al afirmaram que um osso zigomático pode ser comparado com a forma de uma pirâmide, com a sua anatomia única a favorecer a colocação de implantes.[45]

Kato et al avaliaram 28 ossos zigomáticos de cadáveres por meio de tomografia computadorizada e afirmaram que as dimensões médias desse osso possibilitam a inserção de dois implantes com segurança, sendo que a maior densidade óssea é encontrada na região do ângulo entre o processo frontal e o processo temporal do zigoma. [46]

Malevez et al descreveram os implantes zigomáticos como parafusos auto-roscantes em titânio comercialmente puro com uma superfície maquinada bem definida. Estão disponíveis em 8 comprimentos diferentes, variando de 30 a 52,5 mm. Apresentam uma cabeça angulada única de 45^0 para compensar a angulação entre o zigoma e a maxila. A porção que engloba o zigoma, os dois terços apicais, tem um diâmetro de 4,0 mm e a porção que engloba o processo alveolar maxilar residual, um terço alveolar, tem um diâmetro de 4,5 mm a 5 mm.[47]

Gosain et al, Champy et al, Melson et al, Parel S et al e Van Steenberghe fizeram as seguintes observações relativamente à colocação de implantes zigomáticos: (1) o zigoma apresenta trabéculas regulares e osso compacto com uma densidade óssea de até 98%, (2) o osso zigomático pode ser utilizado para a inserção de miniplacas em fracturas maxilofaciais, (3) o zigoma pode ser utilizado para ancoragem fixa para permitir retracções da arcada dentária e para ancorar uma prótese aparafusada, e (4) as guias de perfuração cirúrgica devem ser incentivadas para a colocação de implantes zigomáticos.[48]

Rossi et al (2008) obtiveram a anatomia do zigoma através da medição das dimensões angulares e lineares da maxila e do zigoma em crânios secos para a inserção exacta de 4 implantes zigomáticos. Foram definidos os seguintes pontos e linhas de medição:

1. **Ponto A:** O ponto mais baixo da crista alveolar, tomando uma linha a partir da margem lateral das incisuras nasais (a fossa entre o osso zigomático e a superfície lateral e medial do processo frontal do osso zigomático) deslocada 5 mm para o lado palatino, correspondendo ao ponto de partida da perfuração para um implante zigomático adicional na técnica all on four zygoma.

2. **Ponto B:** o ponto mais baixo na margem lateral da cavidade orbital, correspondendo aproximadamente ao ponto final de um implante zigomático adicional na técnica all on 4 zygoma.

3. **Ponto C:** o ponto mais baixo da crista alveolar, tomando uma linha tangente à margem lateral do forame infra-orbital deslocada 5 mm para o lado palatino, correspondendo ao ponto de início da perfuração para um implante zigomático convencional.

4. **Ponto D:** localizado a um terço da distância entre o ponto mais baixo da margem lateral da órbita e o ponto mais baixo da sutura zigomático-maxilar, correspondendo aproximadamente ao ponto final de um implante zigomático convencional.

5. **Linha Z:** linha que passa pelo forame infraorbitário.

6. **Ângulo X:** é o ângulo entre as linhas AB e Z, correspondente ao ângulo de inserção de um implante zigomático adicional na técnica all on 4 zygoma. O ângulo P é o ângulo entre as linhas CD e Z, correspondente ao ângulo de inserção de um implante zigomático convencional.[49]

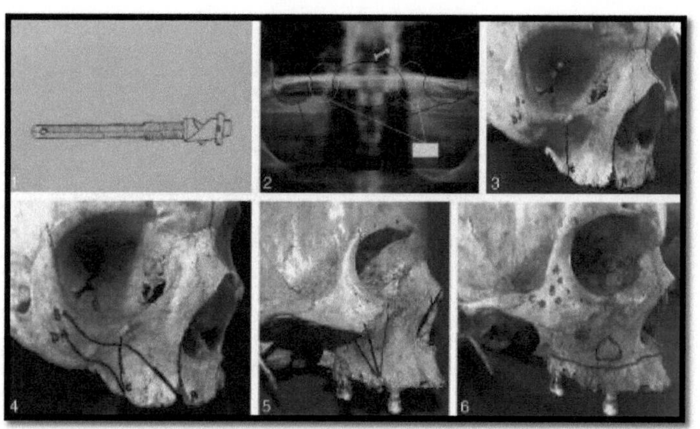

1. parafuso do pilar com um orifício 2. Zonas do maxilar 3.Vista frontal 4.Vista lateral 5.Trajetória da posição do implante 6. posições múltiplas do implante A,B,C no zigoma

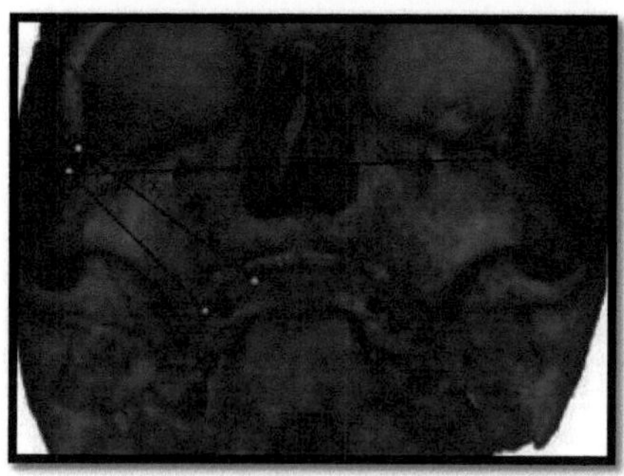

Linhas e ângulos para a colocação de implantes

NECESSIDADE DE IMPLANTES ZIGOMÁTICOS

A falta de osso na crista alveolar representa um grande problema na restauração fixa de dentes perdidos e na recuperação estética em pacientes que sofreram extracções traumáticas, ausência congénita de dentes, patologia envolvendo a maxila e deformidades ósseas. Neste contexto, os implantes zigomáticos são uma alternativa.[50,51]

INDICAÇÕES DOS IMPLANTES ZIGOMÁTICOS:

1. Reabilitação protética de pacientes com defeitos extensos do maxilar devido a trauma, defeitos congénitos ou doença neoplásica. [52]

2. Pacientes completamente edêntulos com atrofia grave na zona II e na zona III do maxilar que necessitam de colocação de implantes para suporte de próteses. [53]

3. Pneumatização significativa do seio

4. Atrofia grave do rebordo alveolar maxilar

5. Pacientes com historial de falha de enxerto ósseo no maxilar

6. Doentes que não podem ser submetidos a procedimentos de enxerto ósseo devido a uma vasculatura comprometida ou a outras comorbilidades.[54]

CONTRA-INDICAÇÕES DOS IMPLANTES ZIGOMÁTICOS:

A) CONTRA-INDICAÇÕES ABSOLUTAS:

1. Infecções agudas dos seios nasais[55]

2. Patologia maxilar

3. Doença sistémica não controlada ou maligna.[56]

B) CONTRA-INDICAÇÕES RELATIVAS:

1. Sinusite infecciosa crónica

2. Utilização de bifosfonatos

3. Hábitos tabágicos (mais de 20 cigarros por dia)

TÉCNICAS CIRÚRGICAS

CLASSIFICAÇÃO:

A abordagem guiada pela anatomia zigomática (ZAGA) propõe cinco formas esqueléticas do complexo zigomático e crista alveolar e as vias de implantação subsequentes.[57]

1. ZAGA 0

2. ZAGA 1

3. ZAGA 2

4. ZAGA 3

5. ZAGA 4

ZAGA 0:

- A parede anterior do maxilar é muito plana

- A cabeça do implante está localizada na crista alveolar

- O corpo do implante tem um trajeto intra-sinusal

- O implante entra em contacto com o osso na crista alveolar e no osso zigomático e, por vezes, na parede lateral do seio

ZAGA 1:

- A parede anterior do maxilar é ligeiramente côncava

- A cabeça do implante está localizada na crista alveolar

- A broca efectua a osteotomia ligeiramente através da parede do seio

- O implante tem um trajeto intra-sinusal

- O implante entra em contacto com o osso na crista alveolar, na parede lateral do seio e no osso zigomático.

ZAGA 2:

- A parede anterior é côncava

- A cabeça do implante está localizada na crista alveolar.

- A broca efectua a osteotomia através da parede do seio

- O corpo do implante tem um trajeto extra para o seio

- O implante entra em contacto com o osso na crista alveolar, na parede lateral do seio e no osso zigomático

ZAGA 3:

- A parede anterior do maxilar é côncava

- A cabeça do implante está localizada na crista alveolar

- A broca executa a osteotomia seguindo uma trajetória que vai desde o osso alveolar palatino até ao osso alveolar vestibular superior, com o corpo do implante a deixar a parte côncava da parede anterior do seio para penetrar no osso zigomático.

- O implante entra em contacto com o osso no osso alveolar coronal e no osso zigomático apical.

ZAGA 4:

- A maxila e o osso alveolar apresentam uma atrofia vertical e horizontal extrema

- A cabeça do implante está localizada vestibularmente em relação à crista alveolar. Não existe osteotomia ou existe uma osteotomia mínima a este nível

- O corpo do implante tem um trajeto extra sinusal ou extra maxilar

- O implante entra em contacto com o osso do osso zigomático e parte da parede lateral do seio

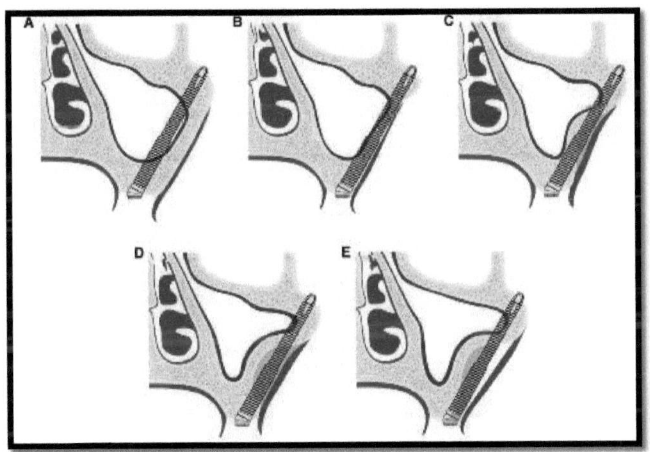

Abordagem anatómica guiada do zigoma. a) zaga 0 b) zaga 1 c) zaga 2 d) zaga 3 e) zaga 4

ARMAMENTARIUM:

1. Os implantes zigomáticos estão disponíveis em oito comprimentos e duas angulações de 0 e 45^0

2. Retractores zigomáticos

3. Brocas e brocas específicas para implantes Zygoma

4. Medidor de profundidade Zygoma

5. Pinos e parafusos de fixação

6. Peça de mão angular para implantes dentários cirúrgicos ou contra-angulares

7. Guia cirúrgico.

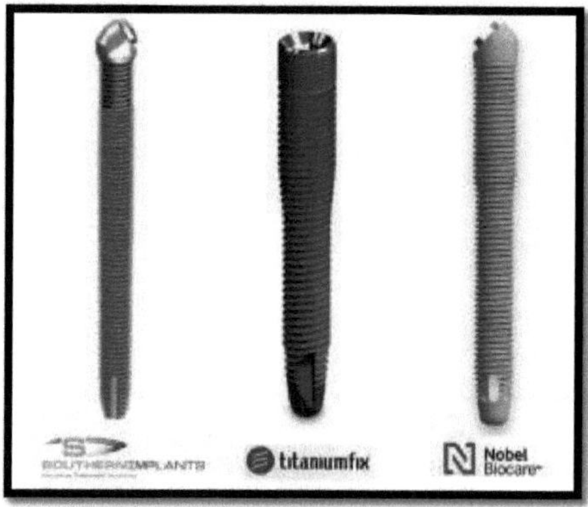

Desenhos de implantes

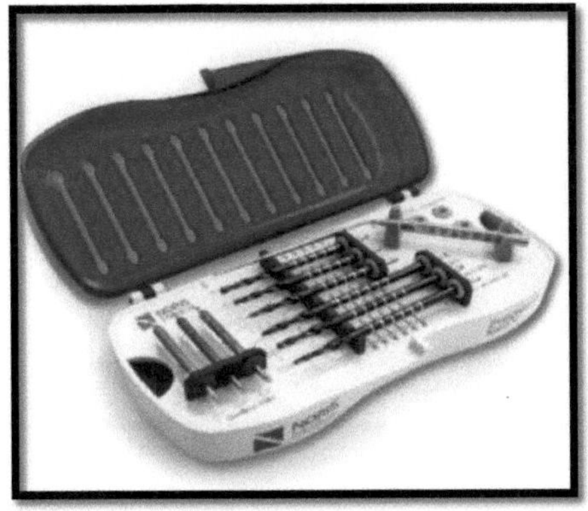

Brocas e brocas específicas para implantes Zygoma

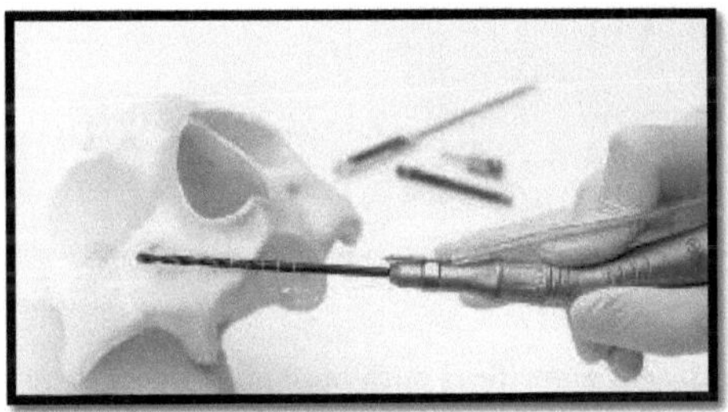

Peça de mão   de implante contra-angular

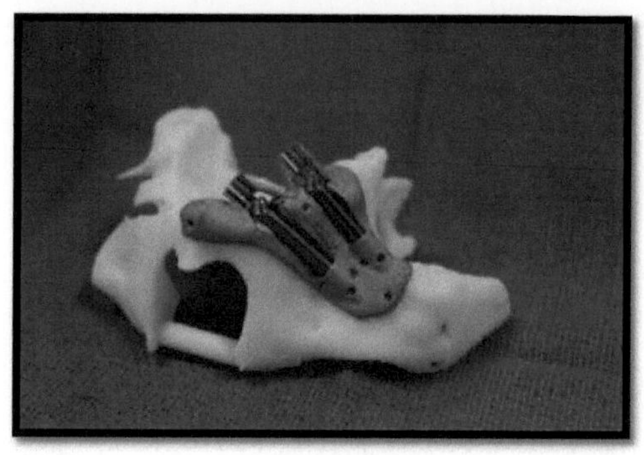

Guia cirúrgico

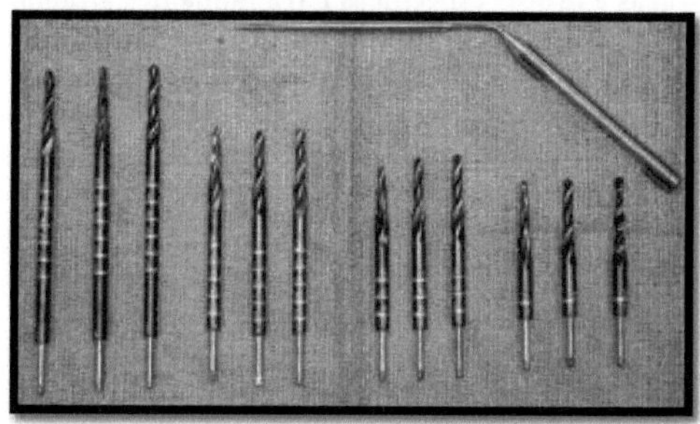

Brocas específicas para implantes zigomáticos

DESENHOS DE IMPLANTES ZIGOMÁTICOS:

O acessório original Branemark personalizado para o zigoma foi concebido para ser inserido a partir do aspeto palatino do maxilar reabsorvido na região do segundo pré-molar, através do seio maxilar até ao osso compacto do zigoma.[58]

Inicialmente, tinha as caraterísticas de um implante convencional, mas com comprimento e diâmetro aumentados. Era um implante de titânio auto-roscante com uma superfície maquinada e disponível em comprimentos de 30-52,5 mm. A parte apical roscada tinha um diâmetro de 4 mm e a parte crestal tinha um diâmetro de 4,5 mm. A cabeça do implante estava equipada com uma rosca interna para ligação de pilares padrão.

Mais tarde, a cabeça do implante foi angulada a 45 graus. No acessório atual, a superfície evoluiu para uma superfície roscada oxidada moderadamente rugosa e a cabeça inclui um parafuso de acionamento do implante que permanece no interior do implante, oferecendo uma rosca interna para a ligação de pilares zigomáticos especiais.

Atualmente, os implantes zigomáticos estão disponíveis comercialmente com uma superfície rugosa oxidada, um corpo médio do implante liso, um pescoço mais largo na crista alveolar e uma angulação de 55^0 da cabeça do implante.[59]

TÉCNICAS DE COLOCAÇÃO DE IMPLANTES:

Existem três técnicas principais para a colocação de implantes zigomáticos. São elas:

1. Técnica Branemark

2. Técnica da ranhura sinusal

3. Técnica extra-sinusal.

1. TÉCNICA BRANEMARK:

No ano de 1988, Branemark P foi o primeiro a introduzir esta técnica.[16]

A) Incisão e exposição:

Antes do procedimento, é administrado um bloqueio bilateral do nervo infra-orbital e um bloqueio do nervo palatino maior. Esta abordagem começa com uma incisão palatina entre a região do primeiro molar bilateralmente. Em seguida, o retalho palatino é refletido, expondo a margem palatina do rebordo alveolar e do palato duro. Posteriormente, é feita uma incisão na crista média e incisões verticais de libertação ao longo da parte posterior da crista infra-zigomática e anterior ao local da cirurgia. A crista vertical/limite anterior do arco zigomático é sempre identificada. Um segundo ponto de referência é o bordo orbital lateral, devendo ser evitada a interferência com a órbita. Em seguida, um retalho mucoperiosteal é levantado, expondo a parte central/posterior do complexo zigomático, a parede lateral do seio maxilar e a crista alveolar. Um retractor é posicionado para visibilidade e para proteger os tecidos moles. É utilizado um indicador para determinar a direção da perfuração e o ponto de partida na crista, normalmente a região do segundo pré-molar/primeiro molar até a área do osso zigomático estar exposta.

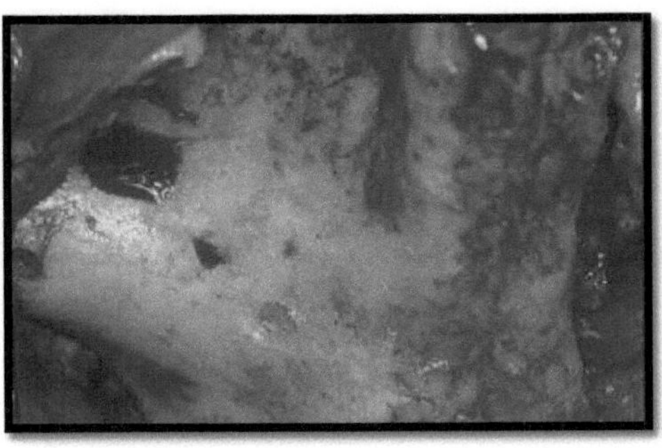

Elevação do retalho mucoperiosteal

B) Osteotomia:

É criada uma janela na parte superior lateral da parede do seio utilizando uma broca redonda, após o que a mucosa do seio é reflectida. A janela perfura o seio e proporciona uma visão clara do teto do seio, permitindo a localização do ponto ideal para a colocação da broca na entrada do osso zigomático.

É utilizada uma broca redonda para perfurar a partir do lado palatino do rebordo e para penetrar na crista e visualizar a entrada no teto do seio. Todo o local para a colocação do implante no osso zigomático é preparado com uma broca helicoidal de 2,9 mm e uma broca sequencial de 3,5 mm.

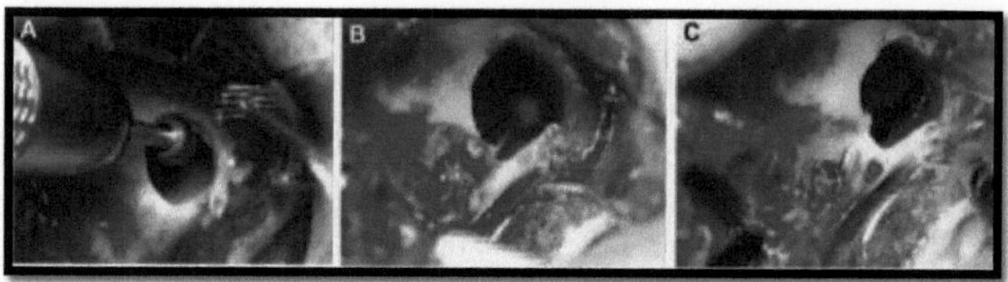

Preparação da osteotomia

C) Colocação de implantes:

É utilizada uma sonda de profundidade para determinar o comprimento aproximado do implante zigomático a utilizar. Este comprimento corresponde à distância entre o rebordo alveolar e o local da osteotomia do osso zigomático.

Se o osso palatino for impenetrável, é utilizada uma broca de 4 mm. Para posicionar o implante zigomático num local ótimo, do ponto de vista protético, a broca é incorporada de forma constante até que a sua porção apical esteja ancorada na crista alveolar e o implante seja inserido manualmente até à profundidade adequada.

Para evitar a formação de um espaço retrozigomático, os músculos que foram libertados da parte anterior inferior do zigoma devem ser reposicionados.

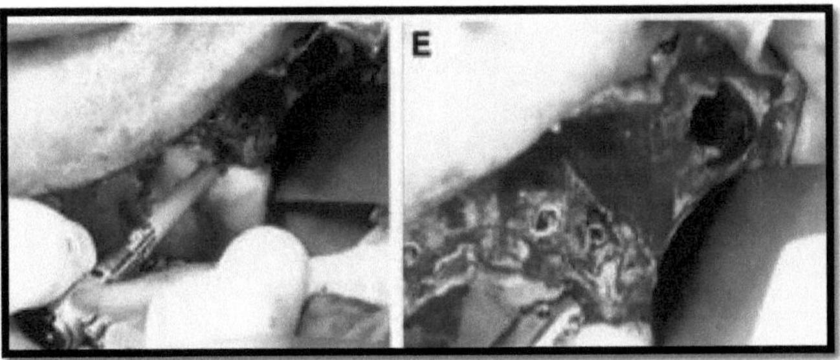

Implante zigomático posicionado

Limitações:

A emergência palatina da cabeça do implante com uma concavidade vestibular pronunciada no aspeto lateral do seio maxilar leva a que a prótese final seja volumosa e difícil de manter.

2. TÉCNICA DA RANHURA SINUSAL:

Stella JP e Warner MR patentearam esta técnica[7,10].

A) **Incisão e exposição:** A incisão é efectuada na superfície da crista que une ambas as tuberosidades. A incisão vertical bilateral de libertação com elevação para realizar a exposição Lefort I estende-se até ao aspeto inferior do zigoma bilateralmente e a mucosa palatina é reflectida.

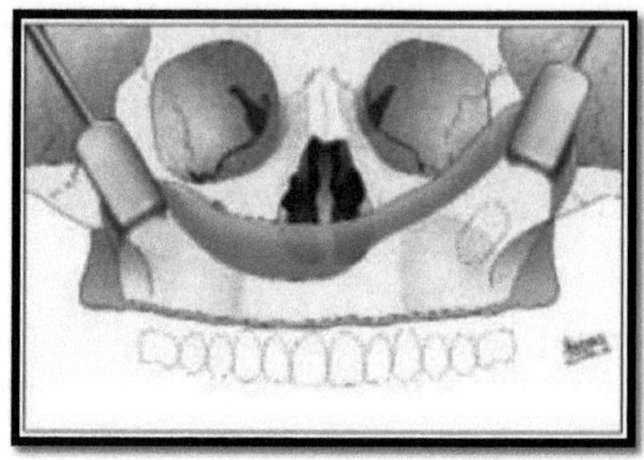

Incisão esquerda-I que une as tuberosidades bilaterais

B) Osteotomia:

Em seguida, é utilizada uma broca de fissura de corte transversal 703 para efetuar um orifício através do osso e na cavidade sinusal na extensão superior do contorno do pilar zigomático. O medidor de profundidade do implante zigomático, que tem um pequeno "gancho" na extremidade, é colocado no orifício da broca e posicionado para simular o ângulo de aproximação da broca helicoidal do implante. É efectuado um segundo furo nesta linha 5 mm acima da crista do rebordo. É então efectuada uma ranhura que liga os 2 orifícios de broca. O aspeto superior da ranhura estende-se até à base do zigoma, onde se encontra o osso zigomático sólido. A extensão inferior da ranhura aproxima-se do pavimento do seio maxilar. Esta ranhura é feita diretamente através da parede do contraforte sem preocupação de comprometer a membrana do seio. Em cristas maxilares extremamente atróficas, é aconselhável deixar cerca de 5 mm de parede maxilar lateral intacta no aspeto inferior da ranhura. A ranhura resulta numa antrostomia mais pequena que servirá para orientar as brocas helicoidais para a colocação do implante. Com uma broca redonda, é marcado um pequeno ponto de aquisição na localização ideal na crista do rebordo maxilar, que se alinha com a ranhura do seio. Isto coloca o pilar do implante na região do primeiro molar. A broca de torção zigomática de 2,9 mm é utilizada para iniciar a primeira preparação. A ponta da broca é colocada no ponto de aquisição, diretamente sobre a crista do rebordo, e a broca é direcionada de forma a estender-se diretamente através da ranhura do seio que foi previamente fabricada. A ponta da broca é guiada através do centro da ranhura e é facilmente visível sob visualização direta. A broca é avançada superiormente em direção à junção do rebordo orbital lateral e do arco zigomático. Da mesma forma, a broca piloto de 3,5 mm e a broca helicoidal de 3,5 mm são também utilizadas, sendo direcionadas através do centro da fenda sinusal.

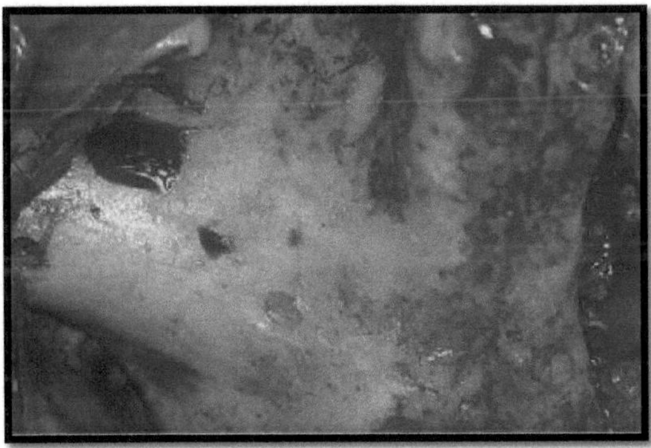

Colocação do indicador de profundidade do implante no orifício da broca

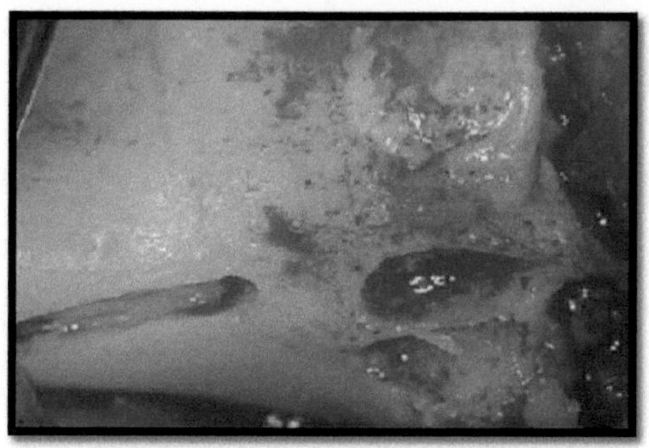

Preparação da fenda sinusal

C)Colocação de implantes:

A profundidade da preparação é reconfirmada com o medidor de profundidade do implante zigomático, e o implante de comprimento adequado é escolhido. À medida que o implante vai sendo colocado, pode ser visto diretamente, cortando roscas em ambos os lados da ranhura do seio e, eventualmente, o implante pode ser visto a entrar no corpo do zigoma. Para assegurar a angulação correta da plataforma do implante, é colocada uma chave de parafusos hexagonal (DIA 186, Brånemark System, Nobel Biocare) no parafuso de montagem do implante e deixa-se rodar na posição correta à medida que o implante é rodado com a chave manual.

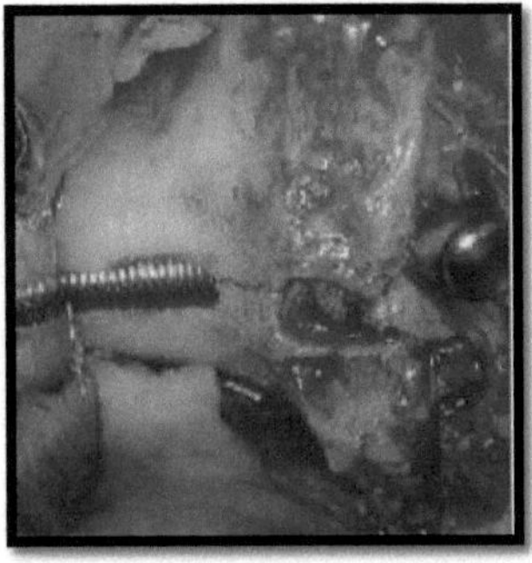

Fig : Colocação do implante

VANTAGENS:

1. Evita a necessidade de uma janela lateral e reduz a possibilidade de perfuração do seio.

2. Permite que a cabeça do implante emerja à altura da crista alveolar em vez de emergir por palatino.

3) TÉCNICA EXTRA-SINUSAL:

A) Incisão e exposição:

Opta-se por anestesia geral ou sedação intravenosa se existir uma abertura interincisal máxima adequada e se o doente for candidato a anestesia em consultório. A incisão na crista deve ser posicionada ligeiramente em direção ao aspeto palatino, com incisões verticais posteriores de libertação bilateralmente. O retalho mucoperiosteal é elevado.[60]

B) Osteotomia:

Utiliza-se uma broca redonda para iniciar a preparação no aspeto palatino da região do segundo pré-molar e do primeiro molar. É criado um canal ao longo da parede do seio para ajudar na orientação da broca. Todas as brocas devem ser direcionadas para a incisura do zigoma para evitar uma perfuração inadvertida na órbita. Podem ser utilizados protectores de brocas para proteger os tecidos moles durante a osteotomia. Com o retractor do zigoma no lugar, uma broca de 2,9 mm inicia a osteotomia que, em seguida, prossegue bicorticalmente através do zigoma. Em seguida, é utilizada uma broca de 3,5 mm de diâmetro. O medidor de profundidade do zigoma é utilizado para determinar o comprimento do implante necessário.

O local do implante anterior é preparado na região do canino maxilar, enquanto o local do implante posterior é preparado com uma angulação divergente.[61]

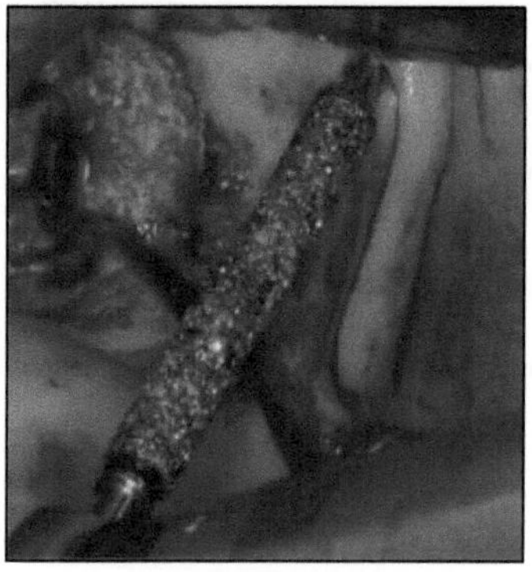

Osteotomia inicial

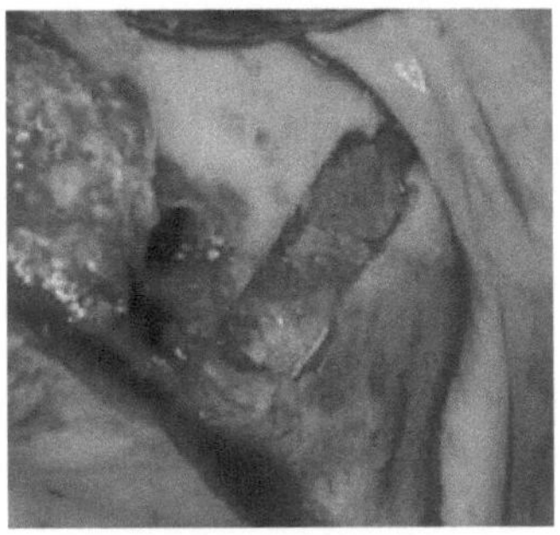

Membrana schneideriana intacta

C) Colocação de implantes:

O pilar de transferência é desapertado e apertado novamente. O implante é colocado no local da osteotomia e apertado com uma chave manual até que o ápice seja inserido no zigoma, com um binário mínimo de 35N cm. O parafuso de cobertura ou o pilar multiunidades é então colocado.[62]

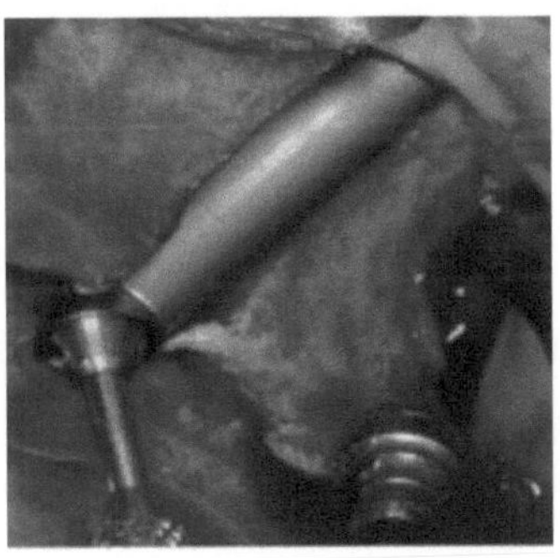

Colocação de implantes

Cuidados pós-operatórios:

1. É efectuada uma OPG ou CBCT pós-operatória

2. É colocada uma restauração provisória imediata

3. Após 6 meses de osseointegração, a prótese definitiva pode ser fabricada.

QUAD ZYGOMA:

O conceito de zigoma QUAD também é conhecido como "tudo em quatro" e utiliza implantes de zigoma. Envolve a inserção de quatro implantes zigomáticos, com uma extensão antero-posterior adequada e uma inclinação exacta para a distribuição de forças.[63] Esta técnica é útil na reabilitação de pacientes com altura óssea insuficiente na maxila anterior e posterior. É uma técnica protética em que a preparação protética é concluída antes da colocação do implante.[64] Assim, a prótese obtida determina tanto o planeamento cirúrgico como o planeamento do tratamento. Envolve uma tomografia computorizada dupla do paciente e da prótese, a fim de conceber um bom guia cirúrgico e preparar uma boa prótese provisória.[65]

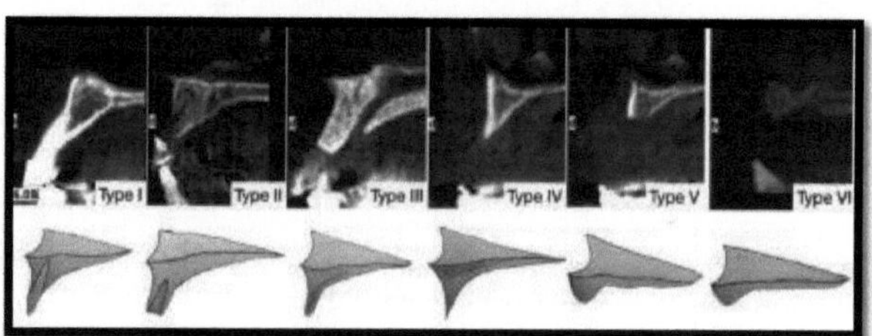

PREPARAÇÃO PROTÉTICA PRÉ-OPERATÓRIA:

A preparação da prótese é feita segundo os procedimentos convencionais, tendo em conta a determinação de factores como a dimensão vertical da oclusão, a posição da linha média, a linha do sorriso e o tamanho desejado dos dentes artificiais. Após o fabrico da prótese provisória, é preparada uma guia cirúrgica em resina acrílica transparente, que serve para orientação durante a cirurgia de implantes e também para registar as posições dos implantes para o fabrico da prótese definitiva no laboratório.

ESTUDO TOMOGRÁFICO:

A anatomia dos processos zigomáticos deve ser analisada com base na sua posição, volume, quantidade de rebordo alveolar residual e localização adequada para a emergência do implante, uma vez que constitui um ponto de referência para o procedimento cirúrgico. O comprimento do implante a utilizar também é determinado pela análise radiológica. Os exames de tomografia computorizada também avaliam o estado do epitélio sinusal.[67]

TÉCNICA CIRÚRGICA:

Inicialmente, é administrada anestesia geral. É efectuada uma incisão na crista palatina de espessura total no tecido do rebordo alveolar na região do primeiro molar. São efectuadas duas libertações distais oblíquas de cada lado da incisão para permitir uma dissecção ampla e para proporcionar a visibilidade das estruturas anatómicas envolvidas, como a parede lateral do maxilar na área do seio maxilar, a base da órbita e o bordo do processo zigomático.[68]

É criada uma janela lateral oblíqua de 5×1,5-2 cm na parede externa do seio maxilar, a fim de destacar a membrana do seio e proporcionar acesso visual ou tátil ao córtex interno do osso zigomático. Após a separação cuidadosa da membrana Schneideriana, o implante é inserido.

A direção, a angulação e a emergência dos implantes baseiam-se em factores protéticos e anatómicos.

Os implantes anteriores são colocados com emergência ao nível dos caninos ou incisivos laterais. Os implantes posteriores apresentam a emergência na região dos molares ou pré-molares. Idealmente, os implantes são distribuídos uniformemente no osso zigomático e posicionados de forma a manter uma distância adequada entre eles.[69]

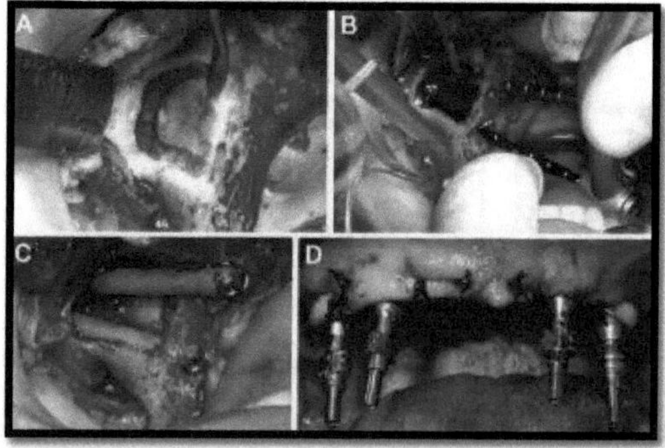

A) Osteotomia lateral do osso maxilar (desenho de janela)

B) Preparação dos implantes anteriores e posteriores

C) Colocação de ambos os implantes

D) Coifas de impressão em 4 implantes

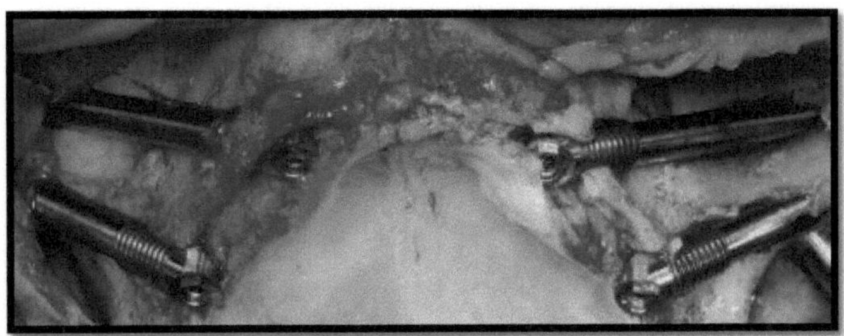

FASE PROTÉTICA:

Durante a fase protética, as impressões são efectuadas apenas algumas horas após a cirurgia. Embora as impressões sejam efectuadas enquanto o paciente ainda está inconsciente, não deixa de ser um exercício difícil do ponto de vista técnico. As coifas de moldagem são fixadas aos implantes e a guia cirúrgica transparente pode ser utilizada para a transferência de moldagem. As relações maxilomandibulares e a relação cêntrica também são registadas com a ajuda da guia cirúrgica. Uma vez obtido um registo inter-oclusal e fixada a guia, o espaço entre as coifas de impressão e a guia cirúrgica é preenchido com silicone líquido. Assim que o silicone endurece, as coifas são removidas em conjunto com a guia e os pilares transepiteliais são cobertos com tampas de proteção. De seguida, a prótese provisória é fabricada de forma convencional através da moldagem de um modelo. [70]

Seis meses após a cirurgia de implantes, o paciente é reavaliado para verificar a osteointegração dos implantes e a cicatrização dos tecidos moles e, em seguida, a prótese definitiva é colocada e fabricada em conformidade.[72]

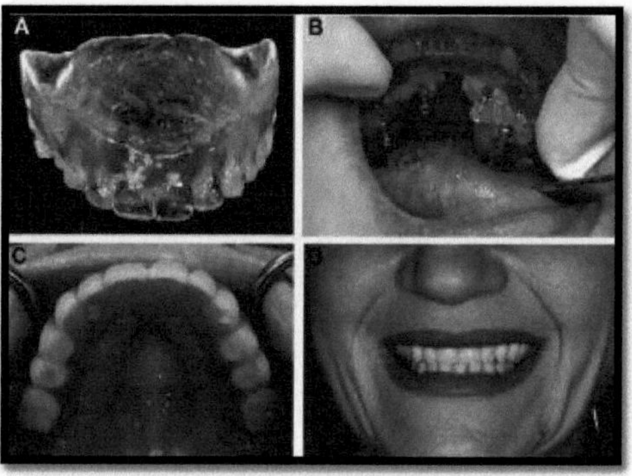

Fase protética. (a) guia cirúrgico (b) moldagem (c,d) prótese provisória

COLOCAÇÃO DE IMPLANTES ZIGOMÁTICOS COM CIRURGIA GUIADA POR COMPUTADOR SEM RETALHO:

Este procedimento envolve a colocação de implantes zigomáticos através de cirurgia guiada por imagem. Envolve uma nova abordagem clínica que fornece a direção para guiar a perfuração e também personaliza a guia de perfuração para o tipo específico de perfil ósseo do doente, uma vez que utiliza a forma do osso para conceber a guia de perfuração, que é depois produzida por estéreo-litografia. Trata-se de um procedimento minimamente invasivo que melhora a eficácia da cirurgia de implantes.[73]

1. Em casos completamente desdentados:

São efectuados dois exames de tomografia computorizada de feixe cónico: No primeiro exame, o doente veste a férula radiográfica e no segundo exame, a férula radiográfica é digitalizada sozinha. Em seguida, ambos os conjuntos de dados de imagens e comunicações digitais em medicina (DICOM) são fundidos no software de planeamento de implantes; o implante é planeado com base na tomografia computorizada de feixe cónico, enquanto a guia cirúrgica é concebida e gerada com base na férula radiográfica. Em casos completamente edêntulos, a guia cirúrgica suportada pela mucosa é utilizada como modelo cirúrgico.[74]

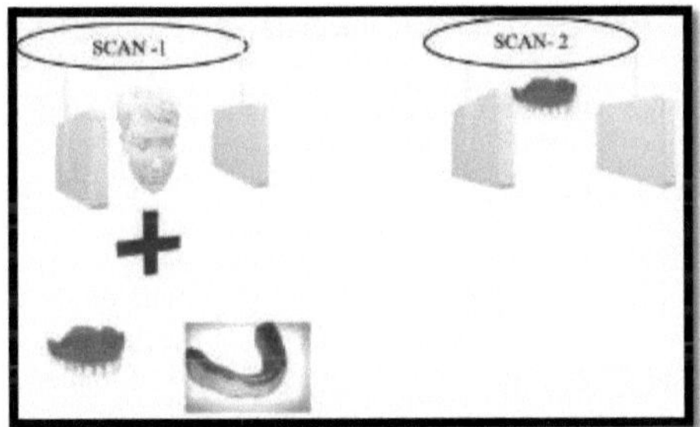

Imagens criadas com a digitalização dupla

2. Casos completamente edêntulos com crista alveolar fina:

Inicialmente, a redução do osso alveolar deve ser efectuada antes da posição de colocação do implante. A guia de redução óssea é concebida utilizando o software de planeamento. A guia cirúrgica do implante é gerada no modelo virtual do maxilar reduzido. Neste caso, são utilizadas guias cirúrgicas com suporte ósseo.[75]

3. Em casos parcialmente edêntulos:

Em vez da desobstrução total da dentição, tentar manter os dentes remanescentes para suportar a guia cirúrgica (uma guia suportada por dentes) e colocar alguns dos implantes, seguido da desobstrução dentária e da colocação dos restantes implantes utilizando uma segunda guia cirúrgica, é considerado como proporcionando uma melhor precisão porque as guias cirúrgicas são suportadas por estruturas rígidas ao longo da cirurgia, o que é referido como - "abordagem de guias faseadas".[76]

IMPLANTES ZIGOMÁTICOS DE CARGA IMEDIATA:

Trata-se de um procedimento minimamente invasivo que proporciona uma estética imediata e uma carga oclusal imediata. A restauração imediata após a colocação do implante melhora a estética, principalmente durante a restauração de implantes maxilares anteriores. [77]

Bedrossian et al. afirmaram que os implantes zigomáticos de função imediata tiveram uma taxa de sucesso de 100%, seguida de um acompanhamento mínimo de 12 meses. Este facto foi atribuído à elevada estabilidade inicial dos implantes zigomáticos.[78]

Duarte (2007) relatou o tratamento da maxila severamente atrófica com carga imediata utilizando a abordagem "Quad zygoma" e sem implantes endósseos anteriores. Doze pacientes receberam um total de 48 implantes zigomáticos carregados imediatamente com um provisório rígido. Foram seguidos durante 6 a 30 meses. Um implante zigomático foi perdido. A cirurgia utilizada neste caso foi uma abordagem palatina. Não foram registadas quaisquer outras complicações.[79]

Aparicio et al (2010) estudaram 47 implantes zigomáticos e 129 implantes convencionais durante um mínimo de 2 anos e até 5 anos. Relatou uma taxa de sobrevivência de 100%, com 19 pacientes carregados em 24 horas e seis pacientes em 5 dias. No total, 23 próteses foram aparafusadas e duas foram cimentadas. As complicações incluíram a fratura de um parafuso do pilar e de dentes anteriores em cinco pacientes. Os fumadores demonstraram uma taxa de sucesso igual à dos não fumadores.

Rajan et al (2015) publicaram um relatório de caso de um paciente com uma prótese de carga imediata suportada por implantes zigomáticos quádruplos e seguido durante 3 anos. Foi registada uma taxa de sucesso de 100% para todos os implantes. Não foram registadas complicações protéticas.[80]

Mozzati (2015) relatou um novo protocolo cirúrgico para a inserção de implantes zigomáticos utilizando uma técnica ultra-sónica. Após 30 a 32 meses de acompanhamento, o autor demonstrou uma taxa de sucesso de 100% para esses implantes e suas próteses associadas. De acordo com os autores, esta técnica permite ao cirurgião uma melhor visualização cirúrgica em comparação com os protocolos de perfuração, uma melhor gestão dos tecidos e uma melhor cicatrização.[81]

Após a colocação dos implantes, os pilares definitivos são ligados aos implantes e apertados. Os cilindros de titânio são ligados e encurtados com brocas, antes de suturar a mucosa. A prótese provisória é inserida e, posteriormente, a oclusão vertical e a linha média são avaliadas e, se necessário, são efectuadas correcções em conformidade. Uma vez estabelecida a dimensão vertical e a oclusão, é utilizado um dique de borracha para separar o tecido mole da prótese provisória.[82]

Finalmente, a prótese provisória é fixada aos cilindros de titânio com resina acrílica de cura a frio. A resina acrílica de cura a frio é condensada e moldada com os dedos e posteriormente polida.[83]

Existem dois métodos diferentes para efetuar a carga oclusal imediata: métodos de uma fase e de duas fases.

No método de uma fase, são utilizadas as técnicas **"Branemark Novum"** e "Teeth-in-an-hour".

No método de duas fases, são utilizadas as técnicas "All-on-Four" e **"Hong Kong Bridge"**.

O fator crítico na carga oclusal imediata é a estabilidade inicial do implante. Assim que os implantes estiverem ligados entre si com um conetor rígido, os implantes individuais tornar-se-ão parte de um sistema integrado para distribuir a carga oclusal.

a) O sistema Branemark Novum:

Nesta técnica, a reconstrução de mandíbulas sem esperança periodontal ou edêntulas é efectuada no mesmo dia da colocação do implante. Consiste numa série de quatro gabaritos de perfuração e oito guias de perfuração para posicionar com precisão três implantes que estão ao mesmo nível e paralelos entre si. Uma barra inferior de titânio pré-fabricada é fixada à fixação trans-mucosa dos implantes. Uma barra superior pré-fabricada é fixada com precisão à barra inferior. Em seguida, é efectuado o registo da mordida na dimensão vertical de oclusão previamente estabelecida. Finalmente, a prótese é obtida e colocada sobre os implantes. [83]

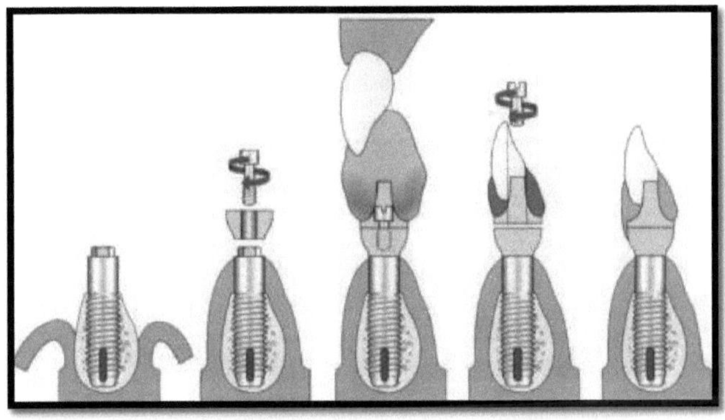

Sistema Branemark novum

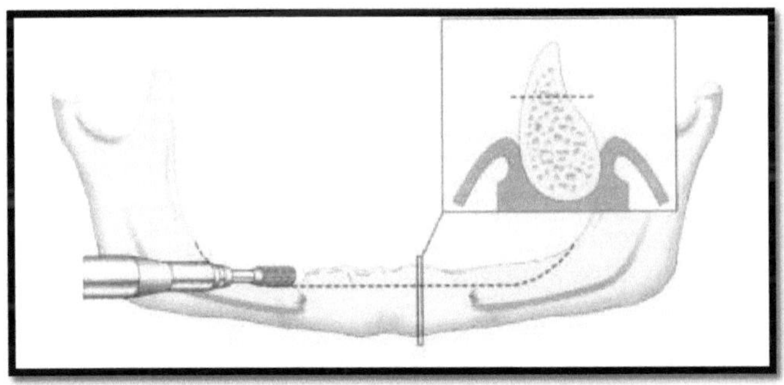

A altura da crista alveolar é reduzida para ganhar largura óssea suficiente

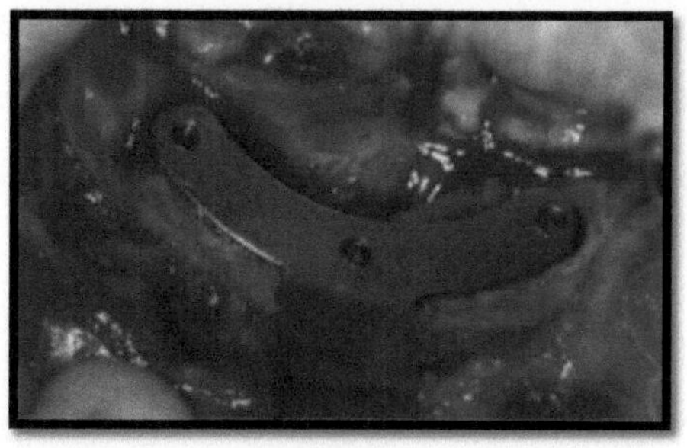

Modelo de guia para posicionamento do implante

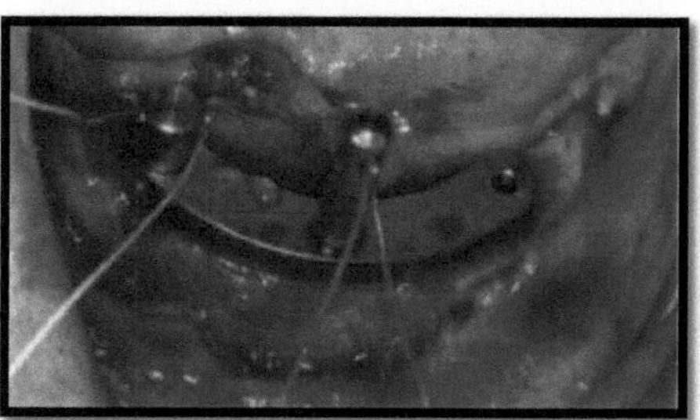

Modelo de avaliação

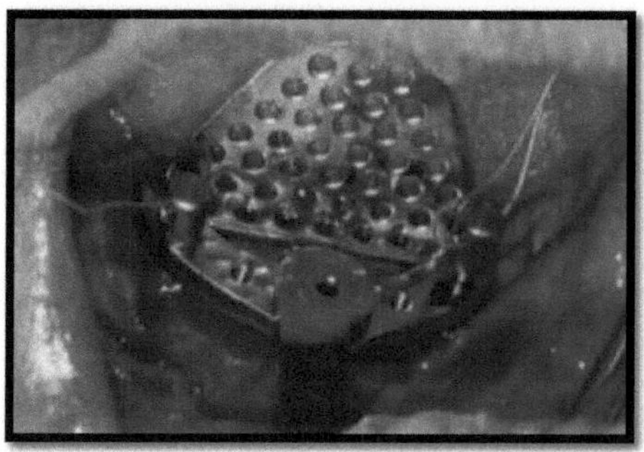

Modelo de posicionamento do implante

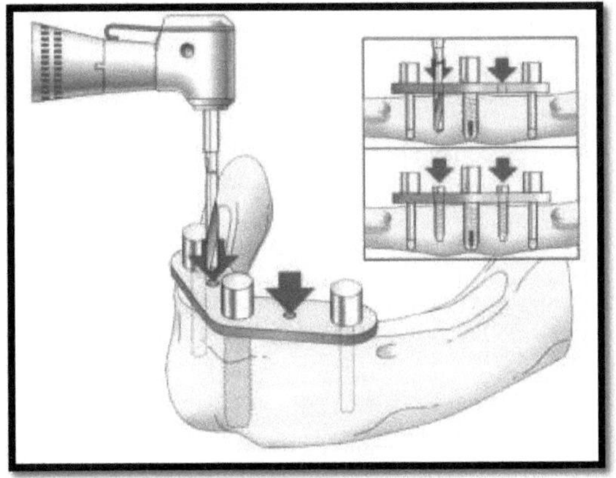

Após a colocação da fixação central, um modelo em V é fixado à fixação central e os locais de fixação distal são perfurados

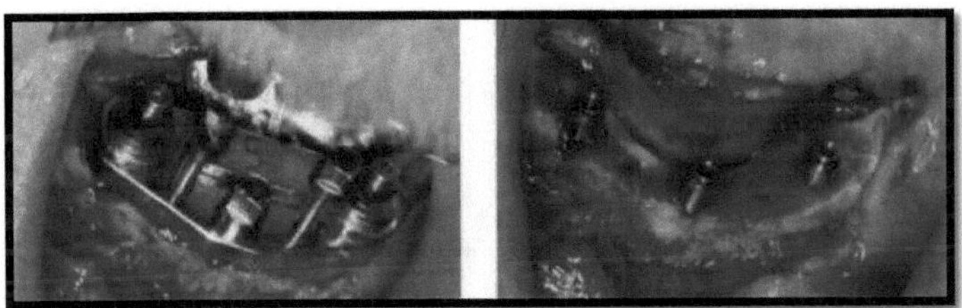

Após a colocação dos implantes distais, a férula em V é removida

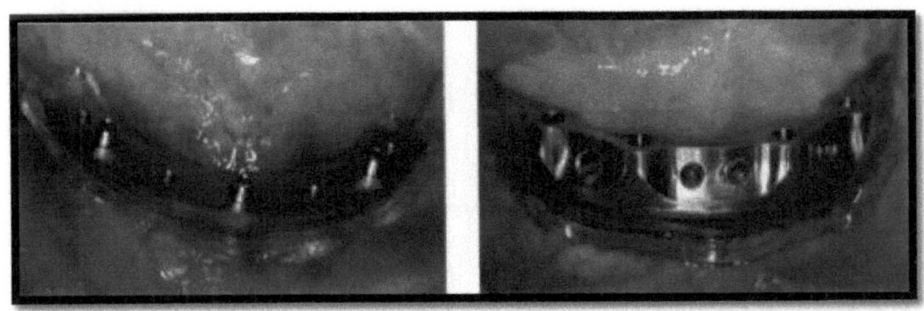

A barra inferior é ligada aos dispositivos de fixação por cima de uma folha de

silicone. Barra superior ligada à barra inferior

b) Técnica da ponte de Hong Kong:

O protocolo de carregamento imediato dos equipamentos do sistema Branemark é conhecido como o protocolo da ponte de Hong Kong e é o seguinte[84] :

1. Um protocolo cirúrgico de uma fase com ligação imediata dos pilares definitivos

2. É utilizado um número mínimo de dispositivos para suportar uma prótese provisória fixa aparafusada no dia da cirurgia e, posteriormente, a prótese definitiva aparafusada (uma ponte híbrida ou uma ponte metálica ceramo).

3. Função imediata dos acessórios do sistema Branemark através da ligação rígida das unidades pilar-fixação à prótese provisória feita à medida (ponte de Hong Kong).

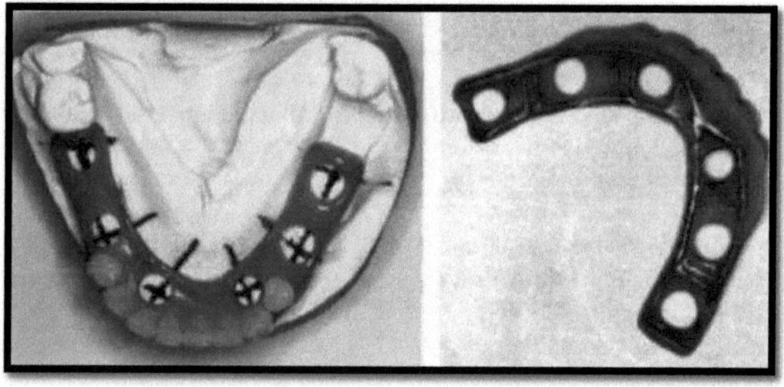

Os locais dos implantes foram marcados no modelo e a ponte de Hong Kong foi fabricada

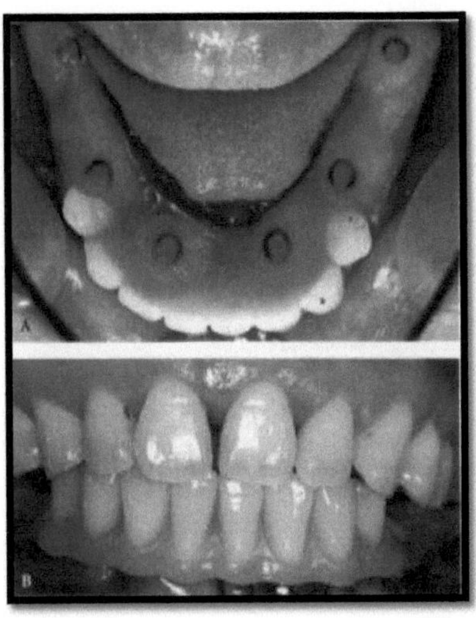

A) Ligação a cilindros temporários b) Imediatamente após a montagem.

IMPLANTES ZIGOMÁTICOS EM DEFEITOS AVULSIVOS E ABLATIVOS

A reconstrução de defeitos maxilares após lesões avulsivas e cirurgias ablativas apresenta desafios devido à sua complexidade inerente. A reconstrução dos defeitos depende principalmente de caraterísticas como o tamanho e a localização e inclui também a reparação de defeitos antrais complexos, a reabilitação dentária e o fornecimento de suporte orbital e do terço médio da face. O advento dos implantes zigomáticos tornou-se uma opção adaptável para os pacientes com defeitos pós-ablativos complexos, que podem ser submetidos a uma reabilitação dentária completa da maxila sem enxertos num único procedimento.[85]

Após a colocação do implante zigomático, estão disponíveis várias opções de restauração, tais como obturadores, próteses maxilofaciais complexas, próteses dentárias fixas ou removíveis. Finalmente, depende dos objectivos protéticos, das preferências do paciente e da classificação dos defeitos maxilares de acordo com Brown.[86]

Brown classificou os defeitos maxilares em relação aos componentes horizontal e vertical. São eles:

a) Classificação vertical:

Classe 1: A maxilectomia não provoca uma fístula oro nasal

Classe 2: Maxillectomia sem envolvimento da órbita

Classe 3: Maxilectomia envolvendo os anexos orbitais com retenção orbital

Classe 4: Maxilectomia com enucleação da órbita

Classe 5: Defeito orbito-maxilar

Classe 6: Defeito naso-maxilar

b) Classificação horizontal:

Classe a: Defeito palatal apenas, sem envolvimento do alvéolo dentário

Classe b: Defeito palatal inferior ou igual a metade unilateral

Classe c: Defeito palatal menor ou igual a metade bilateral ou transversal anterior

Classe d: Defeito palatal superior a metade.

De acordo com a classificação de Brown, as classes a, b, c, d são as mais adequadas para a reabilitação dento-facial suportada por implantes zigomáticos. No defeito de classe 6, a prótese pode ser efectuada utilizando a retenção magnética de um dispositivo protético maxilofacial nasal.

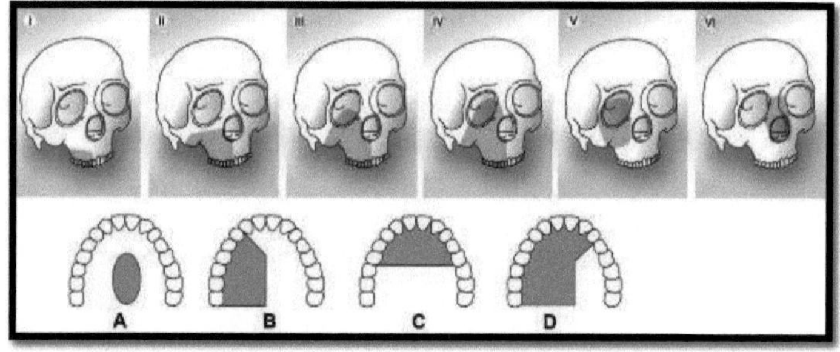

Fig. 26: Classificação de Brown para defeitos maxilares

PLANEAMENTO PRÉ-OPERATÓRIO:

Se não forem identificadas contra-indicações para a anestesia geral, é efectuada a avaliação para a colocação de implantes zigomáticos.

Deve ser seguido um conjunto diferente de considerações para os pacientes que planeiam a colocação de implantes zigomáticos tardios ou imediatos após a ablação, aquando da realização do exame físico e da avaliação das imagens pré-operatórias. Os pacientes que foram submetidos a procedimentos ablativos anteriormente devem demonstrar uma abertura bucal adequada de cerca de 35 mm de distância inter-arcos e nenhuma evidência de patologia oral ou infeção ativa no exame físico.[87] Deve ser avaliado um osso zigomático adequado, bem como a extensão e o tipo de defeito maxilar previsto para facilitar o planeamento do número e da angulação dos implantes zigomáticos. Desde que a massa patológica seja ressecável sem comprometer o osso zigomático, um doente pode ser considerado para um implante zigomático. A colocação ideal do implante proporciona o resultado protético mais ideal e é ainda mais crítica num caso ablativo complexo. O planeamento cirúrgico virtual é utilizado para a colocação ideal do implante, o que permite uma colocação mais segura e eficiente num local anatómico complexo. O planeamento cirúrgico virtual engloba uma variedade de modalidades. Podem ser utilizados modelos estereolíticos para a angulação e posição ideais e modelos informáticos para o tamanho, profundidade e angulação do implante. [87]

A partir deste planeamento, podem ser fabricadas guias cirúrgicas personalizadas para orientar as brocas piloto no intraoperatório. A navegação também tem sido utilizada para posicionar com precisão a angulação e a profundidade do implante zigomático.[88]

TÉCNICA CIRÚRGICA:

1. Preparação e posicionamento do doente:

Inicialmente, a anestesia geral é administrada num bloco operatório. A intubação nasal, fixada com um pano de cabeça, também é preferida para diminuir qualquer obstrução causada por um tubo endotraqueal oral. A face do doente, bem como a cavidade oral, são preparadas com um método estéril e cobertas para garantir que toda a face fica exposta durante o procedimento. A exposição do rebordo infra-orbital e do rebordo orbital lateral é útil para verificar a angulação exacta das brocas do implante zigomático, de modo a diminuir o risco de lesão do conteúdo periorbital.[89]

2. Procedimento cirúrgico:

Em pacientes submetidos a reconstrução maxilar total com quatro implantes zigomáticos, a abordagem típica é uma incisão na crista maxilar de tuberosidade a tuberosidade. É frequentemente necessária uma libertação da linha média para aumentar o grau de necessidade de retração. Se a reconstrução com transferência de tecido livre tiver sido concluída, deve ter-se o cuidado de evitar ou ligar o pedículo vascular. Idealmente, a colocação do implante ocorre vários meses após a reconstrução microvascular.[90]

As marcas típicas, como o osso maxilar, o seio maxilar e a fossa piriforme, não estão presentes ou têm um aspeto anormal na maioria dos casos.

A colocação de implantes zigomáticos imediatamente após a cirurgia ablativa proporciona o acesso mais fácil para a colocação. Devido à natureza da ressecção cirúrgica dos tumores, a ampla exposição e o acesso disponível proporcionam um grau mais elevado do que a colocação tardia. [91]

Em pacientes submetidos a mandibulotomia para acesso ao ameloblastoma maxilar posterior esquerdo, após a remoção completa do tumor benigno, o zigoma foi exposto ainda mais, juntamente com os rebordos orbitais inferior-laterais. Os implantes zigomáticos foram então colocados para o fabrico de uma barra de titânio fresada personalizada para uma prótese. O encerramento dos tecidos moles para implantes imediatos na maioria dos casos é efectuado através do avanço de um retalho de gordura bucal pediculado suturado ao tecido palatino oposto e, nos casos em que não se planeie o fabrico de um obturador em conjunto com implantes zigomáticos e reabilitação dentária, é importante obter o encerramento dos tecidos moles sobre o seio maxilar. Se este processo não for concluído com o avanço local do tecido ou com a transferência livre de tecido, o risco de sinusite crónica ou de comunicação oral-antral aumenta significativamente.[92]

A colocação tardia de implantes após defeitos ablativos sem reconstrução primária de tecidos moles ou óssea pode ser tratada como a colocação imediata de implantes. Normalmente, nestas condições, é necessária a incorporação de um obturador devido à exposição da cavidade nasal e dos seios nasais à cavidade oral.

Em doentes que foram submetidos a hemi maxilectomia esquerda devido a carcinoma adenoide quístico, o acesso cirúrgico é simplificado neste caso devido à ausência de obstrução ao corpo do zigoma. É efectuada uma incisão direta através da mucosa que cobre o zigoma e é realizada uma dissecção para expor os rebordos orbitais inferior e lateral e, em seguida, são colocados os implantes. É também colocado um implante dentário piriforme direito para permitir a estabilização transversal da arcada dos implantes e da prótese. O encerramento é obtido simplesmente pelo fecho das incisões da mucosa sobre o zigoma.[93]

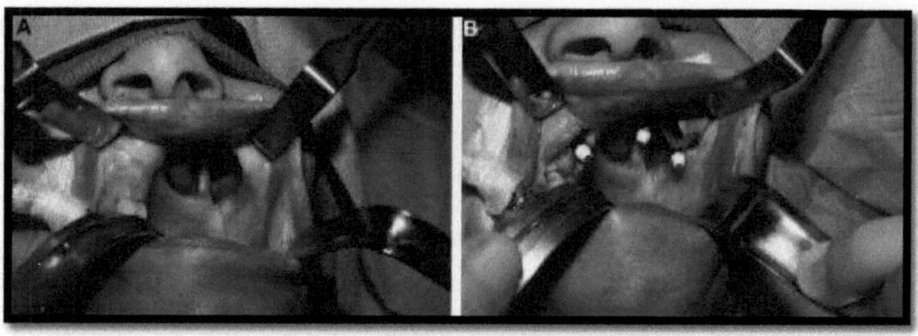

A) Ressecção de carcinoma adenoide cístico b) Colocação de implantes zigomáticos

GESTÃO PÓS-OPERATÓRIA:

1. Deve ser obtida uma radiografia panorâmica ou uma tomografia computorizada de feixe cónico.

2. São administrados antibióticos durante 7 a 10 dias, seguidos de bochechos com antibióticos orais e medicação anti-inflamatória.[94]

OBTURADOR REMOVÍVEL VERSUS RESTAURAÇÃO FIXA:

1. Obturador amovível:

   Está ligado a uma barra fixa fresada à medida.

   a) Nas doenças malignas, permite uma melhor vigilância da recorrência do tumor

   b) Defeitos envolvendo o seio maxilar e a cavidade nasal que não são reconstruídos com transferência de tecido mole ou duro livre.

2. Restauro fixo:

a) Doenças benignas

b) Defeitos pós-traumáticos

c) Formas da classe 1 da classificação castanha com componentes alveolares em falta

d) Defeitos maiores sem envolvimento dos seios nasais e da cavidade nasal.[95]

COMPLICAÇÕES CIRÚRGICAS

1. Sinusite:

A colocação de um implante zigomático pode resultar numa reação de corpo estranho sob a forma de inflamação da membrana sinusal ou pode ser desencadeada por uma superfície de implante tratada contra uma superfície acabada ou por uma comunicação oroantral produzida pela perfuração da membrana Schneideriana e uma falta de osseointegração da parte coronal do implante. Na maioria dos estudos, a sinusite é a complicação mais frequentemente observada, com uma prevalência média de 3,9 implantes zigomáticos em cada 100 implantes colocados.

Jung et al. referiram que a reação sinusal a implantes que penetram na cavidade sinusal sem aumento do seio pode causar espessamento da membrana sinusal sem sinais clínicos de sinusite.[95]

Petruson et al, no seu estudo, relatou a reação do seio maxilar aos implantes zigomáticos colocados pelo **Prof. Branemark**. Utilizando um endoscópio e visualizando a relação da membrana do seio com o implante zigomático existente, afirmou que "Parece não haver reacções inflamatórias acrescidas na mucosa nasal e maxilar normal nas regiões onde os implantes de titânio atravessam a mucosa".[96]

Becktor et al, no seu estudo com 19 implantes zigomáticos, relataram uma incidência de 4% de casos de sinusite, enquanto **Chrcanovic et al**, com 5 implantes, relataram uma incidência de 2% de casos de sinusite devido à dificuldade em manter uma higiene óptima na região palatina posterior. Outros factores que levam à sinusite incluem a mobilidade transversal produzida por forças funcionais quando há falta de osseointegração e contacto osso-implante a um nível marginal, e o desenho interno do implante, que pode produzir uma comunicação oroantral. No entanto, a técnica extrasinus permite uma emergência mais favorável do implante e facilita a manutenção de uma higiene adequada da zona.[97]

2. Implantes não osteointegrados:

Ocorre devido à falta de osseointegração, que pode dever-se a sobreaquecimento, contaminação e traumatismo durante a cirurgia, quantidade ou qualidade óssea insuficiente, falta de estabilidade primária e indicação incorrecta de carga imediata. **Becktor et al** referiram que 7% dos casos apresentavam falhas na osseointegração, enquanto os estudos de **Chrcanovic et al** mostraram 2% de falhas e **Miglioranca et al** mostraram 5% de implantes não osseointegrados. **Sartori et al** e **Zwahlen et al** registam uma taxa de sucesso de osseointegração de 100%. A longo prazo, os estudos indicam que a taxa de sobrevivência dos implantes zigomáticos é comparável à dos implantes convencionais.

3. Comunicação oroantral:

A comunicação oroantral é uma comunicação entre a cavidade oral e o seio maxilar, causada pela fraca vedação entre o osso e a cabeça do implante. Foram apontadas algumas razões:

(1) Fratura da crista alveolar fina, bem como afundamento excessivo durante a instalação do implante.

(2) O orifício no sistema Branemark maquinado, concebido para o parafuso do pilar, parece causar comunicação oroantral.

(3) A carga tardia dos implantes zigomáticos envolveu a conexão e desconexão múltiplas dos componentes transepiteliais do implante, o que atrasa o estabelecimento da barreira de tecido mole peri-implantar, causando comunicação oroantral.

4. As infecções locais estão diretamente relacionadas com o aparecimento de sinusite, favorecidas pela falta de osseointegração, falta de contacto entre o implante e a crista óssea, infeção superficial e falta de cicatrização dos tecidos moles. A reabilitação protética também desempenha um papel relevante.

5. Mucosite e peri-implantite:

A infeção gengival e a mucosite à volta dos implantes zigomáticos foram descritas por Molinero-Mourelle et al e Chrcanovic et al, que a consideraram diretamente relevante para a sinusite, favorecida pela infeção superficial e pela falta de cicatrização dos tecidos moles à volta do implante, bem como pela falha na regeneração óssea à volta dos implantes zigomáticos (falta de osseointegração).[98] Da mesma forma, a reabilitação protética desempenha um papel importante, uma vez que o desenho incorreto da prótese causa dificuldades na implementação da higiene oral.

6. Implante fracturado:

Em relação às complicações protéticas, houve relatos de implantes zigomáticos fraturados (parafuso fraturado, pilar e prótese). Além disso, a "perda" da esplintagem da arcada é relatada principalmente como resultado consequente da fratura do implante. Para minimizar estes problemas, a esplintagem da arcada transversal é altamente recomendada, uma vez que os implantes zigomáticos não esplintados enfrentam um stress significativo devido às forças oclusais na plataforma do implante, bem como à prótese superestrutural em cargas cêntricas e laterais. Recomenda-se um acompanhamento periódico de consultas trimestrais ou semestrais para verificar a estabilidade dos parafusos do pilar/prótese, bem como dos tecidos moles peri-implantares. Na remoção de um implante zigomático fracturado, deve ter-se em conta que a parte apical do implante está osseointegrada e, por conseguinte, tendo em conta que estes implantes estão osseointegrados, para o desencaixar, deve ter-se extremo cuidado ao rodar o implante no sentido contrário ao dos ponteiros do relógio.[99]

7. penetração da cavidade orbital:

O ângulo incorreto de entrada das brocas iniciais pode resultar numa trajetória medial de perfuração potencialmente errada que pode perfurar "o corpo do zigoma". Para evitar estas complicações, os médicos devem ter muito cuidado com os pontos de referência anatómicos ao colocar implantes zigomáticos.

Na abordagem do zigoma quad, os implantes zigomáticos colocados anteriormente causam maiores riscos de penetração orbital, uma vez que podem envolver a parede da cavidade orbital.

Tran et al relataram a penetração de um implante zigomático no assoalho da órbita. Um dia após a cirurgia, o paciente referiu visão dupla e dor na cavidade orbital afetada. A radiografia panorâmica pós-operatória mostrou a porção apical do implante medialmente ao rebordo orbital. A tomografia computorizada e a ressonância magnética demonstraram uma fratura inferolateral direita com tecidos de fibrose em redor do músculo oblíquo inferior. Os achados clínicos incluíram retração da pálpebra inferior direita, hipotropia direita e incapacidade de elevação em adução, consistente com uma paresia do oblíquo inferior direito. A exploração da órbita mostrou o encarceramento da pálpebra e do tecido orbital na fratura. O tecido prolapsado foi reposicionado e suportado por um implante de polietileno poroso de alta densidade colocado para reparação da fratura. O fórnix inferior foi reconstruído com uma membrana amniótica e foi injetado 5-fluorouracil no tecido cicatricial. O paciente foi submetido a cirurgia de estrabismo com resolução dos sintomas 6 meses após a cirurgia inicial.[100]

8. Aparicio et al afirmaram que a laceração labial é uma das complicações mais comuns durante a colocação de implantes zigomáticos.

CRITÉRIOS DE SUCESSO PARA IMPLANTES ZIGOMÁTICOS

CRITÉRIOS ORIS DE SUCESSO PARA O ZIGOMA - REABILITAÇÃO RELACIONADA: O CÓDIGO DE SUCESSO DO ZIGOMA

A reabilitação com implantes relacionados com o zigoma difere do tratamento com implantes tradicional em termos de biomecânica, procedimentos clínicos, resultados e eventuais complicações, tais como a incompetência ou recessão dos tecidos moles, que podem levar a complicações recorrentes do seio ou dos tecidos moles.

Os critérios ORIS permitirão a avaliação do estado do implante, estabelecendo o grau de sucesso e distinguindo-o do fracasso ou da mera sobrevivência. Com base nestes critérios, podem ser avaliadas cinco condições possíveis aquando da avaliação dos implantes zigomáticos.[101] São elas:

- Condição de sucesso I - representa a fase óptima
- Condição de sucesso II - representa uma alteração da rotina sem impacto clínico
- Condição de sucesso III - representa uma situação limite com alterações que se manifestam clinicamente mas que ainda são possíveis de tratar com sucesso
- Condição de sucesso IV - representa o implante sobrevivente que suporta a prótese, mas que não foi medido de acordo com os critérios propostos.
- Condição de sucesso V - reflecte a falha do implante.

ORIS é o acrónimo de Offset, Rhinosinusitis, Infection and Stability (desvio, rinossinusite, infeção e estabilidade).

A palavra **oris** é de origem latina e tem um significado amplo que abrange o rosto, a boca, a pronúncia, a fala e a expressão facial.

CRITÉRIO O: (Desvio da prótese)

Na anatomia da parede maxilar côncava, a abordagem intra-sinusal para a colocação de implantes zigomáticos resulta na emergência palatina do implante. Esta emergência palatina dos implantes conduzirá à construção de próteses volumosas. Provoca desconforto, problemas de fala e de higiene oral. Para um relatório preciso sobre o sucesso das próteses ancoradas em implantes zigomáticos, devem ser incluídas medições anatómicas para avaliar a posição da cabeça dos implantes zigomáticos em relação ao meio da crista do rebordo alveolar.[102]

São obtidas imagens CBCT pós-cirurgia, de preferência utilizando o plano coronal. A distância entre o bordo palatino e o ponto médio da crista direita (C-R) menos a distância entre o ponto médio palatino e o centro da cabeça do implante do lado direito (I-R) indica a distância entre o meio da crista do rebordo alveolar e o epicentro da cabeça do implante direito (C-I).

Um valor positivo na posição da cabeça do implante indica a emergência do palato.

Um valor negativo na posição da cabeça do implante indica uma emergência vestibular e provavelmente induz uma deiscência dos tecidos moles.

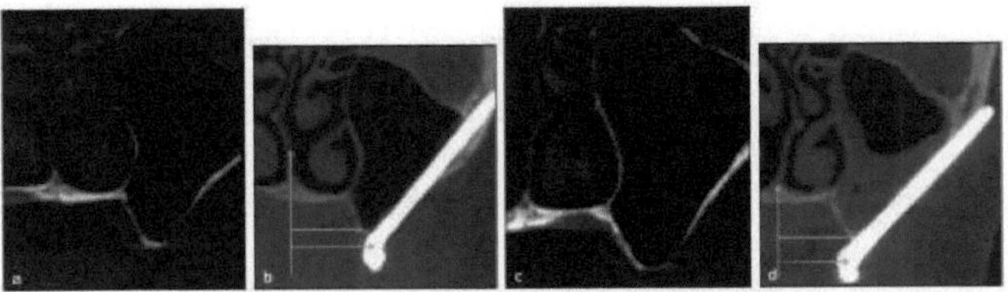

Fig. 44: Avaliação radiográfica pré-operatória

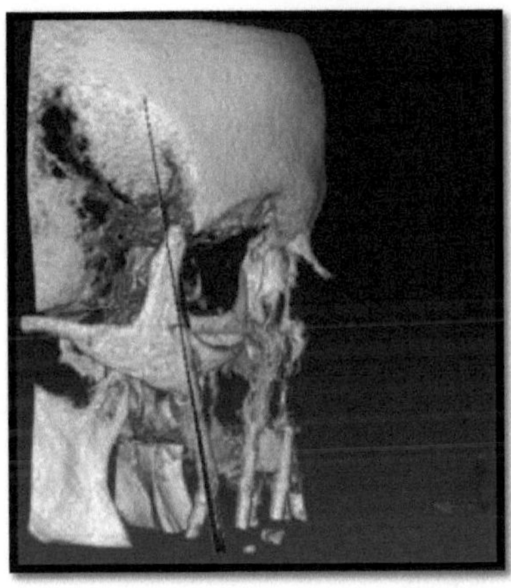

Fig. 45: Orientação recomendada do corte coronal utilizado para medições de desvio

CRITÉRIO R: (Estado da rinossinusite)

A saúde dos seios nasais deve ser avaliada clínica e radiograficamente, tal como recomendado pela task force sobre rinossinusite para resultados de investigação, de acordo com o inquérito de **Lanza** e **Kennedy (L-K)** e o sistema **Lund-Mackay (L-M).**

De acordo com o sistema L-M, cada exame de TCFC inclui 6 regiões: etmoide anterior, etmoide posterior, maxilar, frontal, esfenoidal e complexo osteo-meatal. A cada região é atribuída uma pontuação de 0,1,2 nos lados direito e esquerdo.

Pontuação 0 - sem opacificação

Pontuação 1 - opacificação parcial

Pontuação 2 - Opacificação total

As pontuações variam entre um mínimo de 0 e um máximo de 24 bilateralmente. A um exame normal ou negativo é atribuída a pontuação 0 e qualquer exame com pontuação superior a zero é considerado um exame anormal ou positivo.

De acordo com a força-tarefa L-K, os critérios para o diagnóstico de rinossinusite incluem:[104]

1. Critérios principais:

    - Dor ou pressão facial

    - Congestão ou plenitude facial

    - Obstrução nasal

    - Corrimento purulento

    - Hiposmia ou anosmia

- Purulência ao exame

- Febre

2. Critérios menores:

- Dor de cabeça

- Halitose

- Fadiga

- Dor de dentes

- Tosse

- Otalgia

Para diagnosticar a rinossinusite com base no grupo de trabalho L-K, os requisitos incluem dois ou mais critérios principais, um critério principal e dois critérios secundários, purulência no exame nasal.

CRITÉRIO I: (Permanência da infeção como avaliação do estado dos tecidos moles: condição dos tecidos moles peri-implante)

A deiscência dos tecidos moles leva à exposição parcial do implante e à descoberta da fina camada óssea entre o colo do implante e a cavidade sinusal. A retenção de biofilme bacteriano, que aumenta nos implantes caracterizados por roscas ou superfícies rugosas, pode levar a uma inflamação crónica dos tecidos moles que pode agravar ainda mais a infeção subjacente. As complicações incluem comunicação sinusal, queixas estéticas, mucosite ou celulite que atinge a órbita.

A presença de um tecido mole peri-implantar assintomático, sem alterações clínicas visuais de inflamação ou infeção, juntamente com a ausência de recessão vestibular, é classificada como condição de sucesso I.

A presença de uma recessão vestibular, com exposição estável do corpo do implante, na ausência de sinais e sintomas de inflamação ou infeção dos tecidos moles é considerada como condição de sucesso II. A presença de sintomas relacionados com alterações inflamatórias ou exsudados de infeção gengival, que respondam positivamente ao tratamento ou a presença de recessão gengival não estável são considerados como condição de sucesso III. A persistência ou recorrência da inflamação associada à recessão é considerada como condição V.

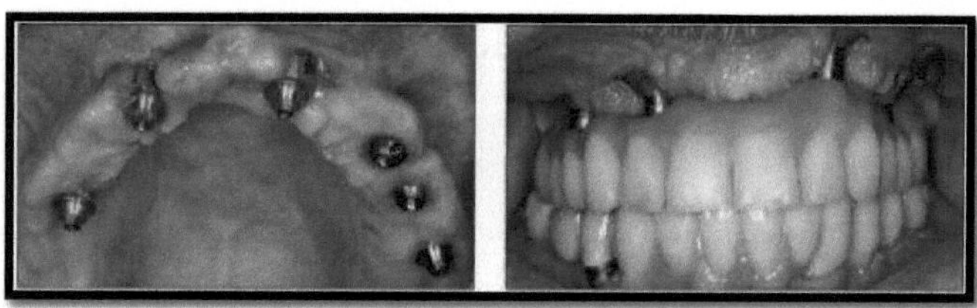

Fig 46: Deiscência devido a uma cicatrização inicial incorrecta da ferida

CRITÉRIO S: (Estabilidade)

A forma mais amplamente aceite de estabelecer a osseointegração é o teste de mobilidade clínica. O mesmo critério tem sido aplicado aos implantes zigomáticos. Diferentes graus de estabilidade do implante podem ser encontrados quando o implante zigomático é testado individualmente. A aplicação de forças não axiais a um implante zigomático posicionado externamente, ancorado remotamente num osso zigomático de má qualidade, pode produzir um ligeiro movimento sem que este esteja necessariamente associado a sintomas clínicos ou patológicos. Este movimento não deve ser considerado como uma complicação na ausência de outros sintomas e deve desaparecer com a fixação do parafuso da superestrutura.

- Condição de sucesso I: Nenhum movimento visível
- Condição de sucesso II: movimento ligeiramente visível
- Condição de sucesso III: movimento visível sem sinais de desosseointegração.

A falha significa movimento visível acompanhado de movimento rotacional ou dor. Todos os movimentos rotacionais do implante devem ser considerados como um sinal de falha do implante, quer sejam ou não acompanhados pela presença de dor.

| | Zygomatic Implant condition | | | | |
| | I | II | III | IV | V |
ORIS[a] criteria	Success			Survival	Failure
O Prosthetic offset[b] (mm)	$0 \leq d \leq 6$ $-3 \leq d \leq 0$	$6 \leq d \leq 10$ $-4 \leq d \leq -3$	$10 \leq d \leq 15$ $-5 \leq d \leq -4$	Implant not tested following ORIS criteria	$d > 15$ $d < -5$
R Rhinosinus -associated pathology[c]	L-K (−) ML-M(−)	L-K (+) or ML-M(+)	L-K (+) and ML-M(+) Occasional rhinosinusitis responding positively to medical or surgical treatment		L-K (+) and ML-M (+) Persistent or recurrent rhinosinusitis refractory to treatment
I Peri-implant soft tissue condition[d]	No recession No signs of inflammation or infection	Stable recession No signs of inflammation or infection	Progressive recession Occasional signs of inflammation or infection responding positively to treatment		Recession + Permanent or recurrent signs of soft tissue inflammation or infection refractory to treatment or no esthetic acceptance
S Stability (individually tested)	No mobility No pain No rotation	Light mobility No pain No rotation	Clear mobility (no evidence of disintegration of the apex of the implant) No pain No rotation		Clear mobility (evidence of disintegration of the apical part of the implant) Rotation and/or pain

CONSIDERAÇÕES OPERATÓRIAS PARA MINIMIZAR OS ERROS TÉCNICOS, AS COMPLICAÇÕES E A SUA GESTÃO:

O tratamento da maxila edêntula com o implante de zigoma requer um conhecimento profundo da anatomia e fisiologia da região maxilo-facial.

Os princípios na prevenção e gestão de potenciais complicações com os implantes de zigoma são os seguintes:

1. TRAJECTÓRIA DO ZIGOMA:

Os pontos de partida e de chegada do implante de zigoma são definidos e consistentes, independentemente de ser colocado intra-sinusal ou extra-sinusal. A plataforma do implante do zigoma situa-se geralmente na região do segundo bicúspide ou do primeiro molar, com o ápice do implante a sobressair através do córtex lateral do osso do zigoma.[104]

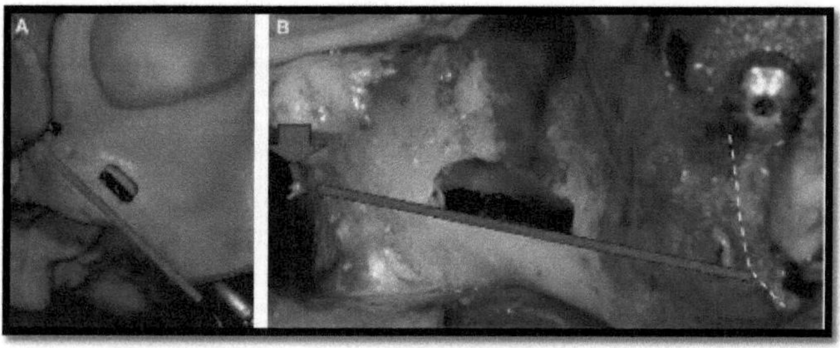

Fig 28: a) Trajetória do implante zigomático b) Plataforma do implante zigomático

2. SECÇÃO MÉDIA DA COLOCAÇÃO DO IMPLANTE:

O facto de a porção média do implante se encontrar dentro ou fora do seio maxilar depende do contorno da parede lateral do seio maxilar. O contorno pode ser reto (linha azul), côncavo (linha verde), severamente côncavo (linha vermelha) ou ausente em alguns casos, como a maxilectomia.[105]

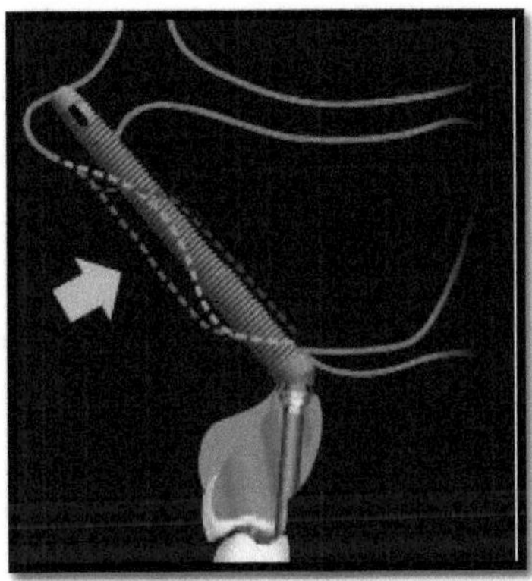

Fig. 28: Porção média do implante zigomático

3. SUPORTE PRIMÁRIO DO IMPLANTE DE ZIGOMA:

A presença de osso à volta da plataforma do implante do zigoma é muito desejável porque é o suporte primário para as forças oclusais em função.

4. Num alvéolo maxilar não reabsorvido, a plataforma do implante e a forma da arcada dentária coincidem e sobrepõem-se uma à outra. Por conseguinte, o canal de acesso ao parafuso protético situa-se no centro dos molares e no cíngulo dos dentes anteriores.[106]

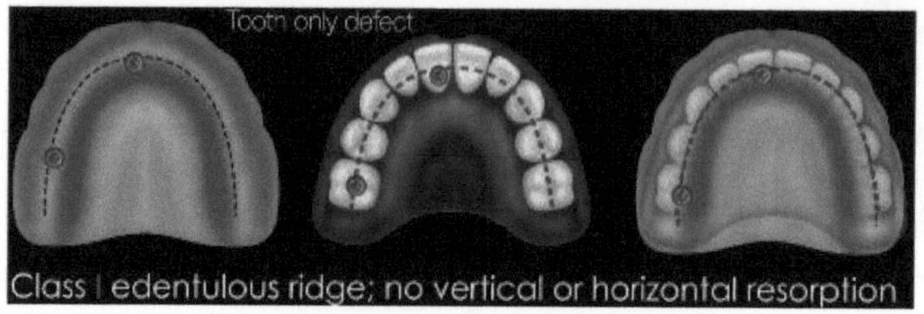

Fig. 29: Rebordo alveolar não reabsorvido

5. Num maxilar moderado a significativamente reabsorvido, com um padrão de reabsorção medial do alvéolo edêntulo, o canal de acesso ao parafuso será na parte rosa da prótese híbrida.

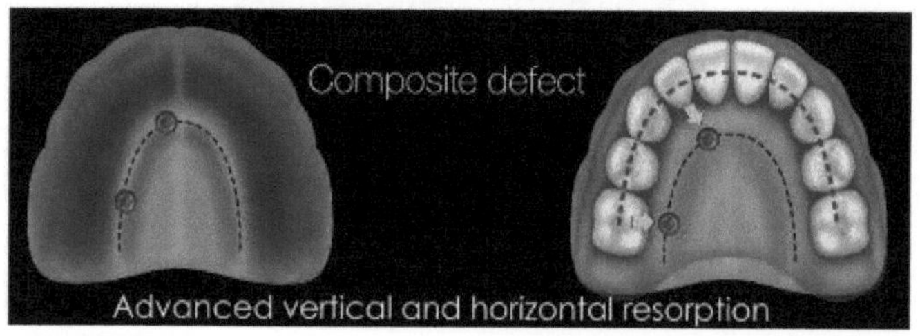

Fig. 30: Crista reabsorvida com parafusos de acesso palatinos à forma de arco dos dentes

6. **A deiscência** do tecido mole sobrejacente devido à tração muscular é observada quando o implante do zigoma é colocado fora do seio maxilar, como na técnica extra-sinusal.

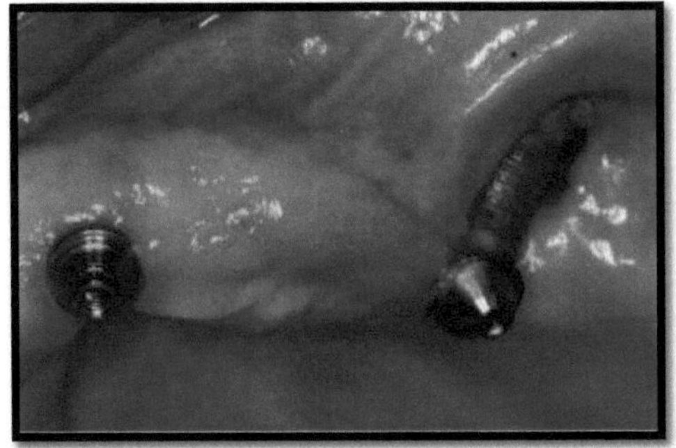

Fig. 31: Irritação dos tecidos moles com consequente deiscência

7. Nos casos ZAGA 4, a crista maxilar está severamente reabsorvida ou ausente, a deiscência dos tecidos moles é inevitável.

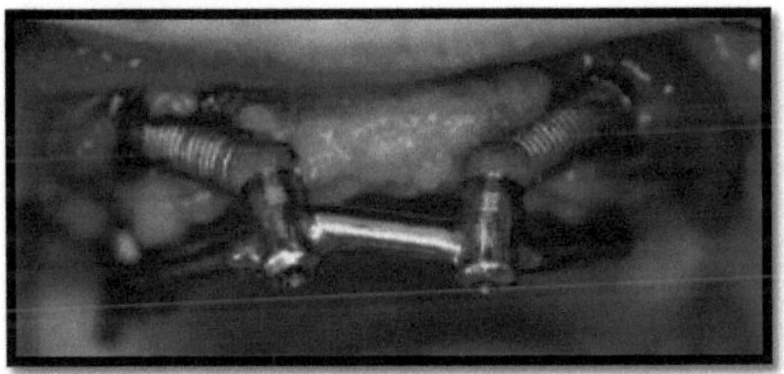

Fig 32: Implante exposto após técnica extra-sinusal

8. CONCEITO DE SALVAMENTO:

Nos casos em que dois implantes de zigoma são colocados no mesmo osso zigomático, o ápice do implante de zigoma na região posterior (pré-molar - molar) fica na posição inferior.

O ápice do implante do segundo zigoma é colocado na posição anterior (lateral-cúspide).[107]

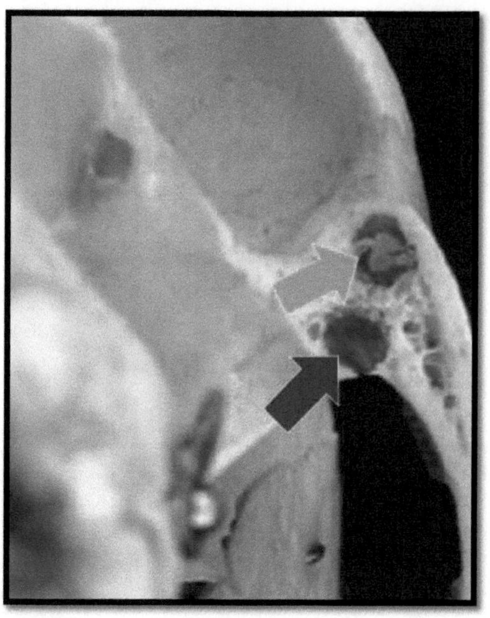

Fig. 33: A posição superior para o implante anterior e a posição inferior para o implante posterior

9. FRACTURA DO IMPLANTE ZIGOMÁTICO:

A compreensão adequada da trajetória dos dois implantes de zigoma dentro do mesmo osso zigomático permite ao clínico remover um implante de zigoma fracturado ou falhado e substituí-lo imediatamente por um novo implante de zigoma, mantendo a plataforma do implante na posição original na crista do maxilar e corrigir a trajetória da osteotomia para permitir a colocação do ápice do

novo implante de zigoma na posição superior.[108]

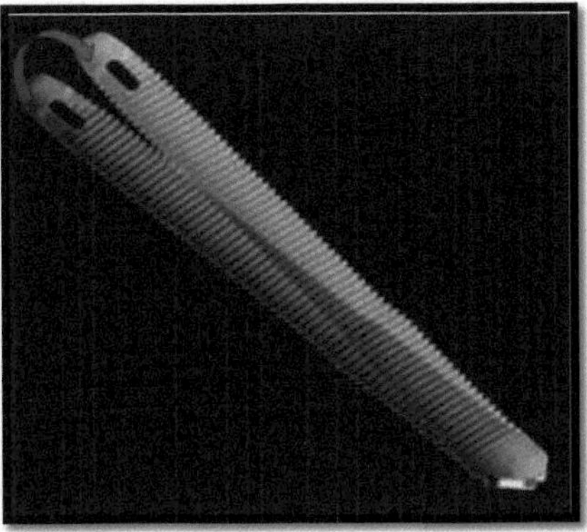

Fig. 34: Trajetória de substituição imediata para implante falhado

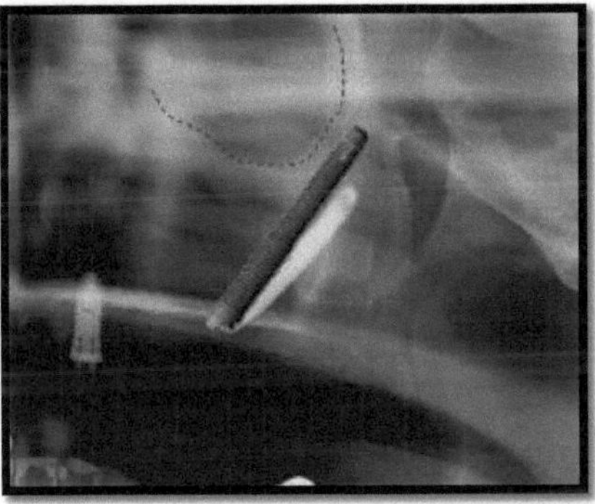

Fig. 35: Trajetória projectada do implante de substituição imediata do

zigoma

Inicialmente, o implante fracturado é excisado na base do osso zigoma, uma vez

que a tentativa de trepanação do implante resultaria na remoção total da porção lateral inferior do osso zigoma. De seguida, a porção média do implante é identificada e o novo implante é colocado com o seu ápice na posição superior, mantendo a plataforma do implante próxima da posição do implante original.[109]

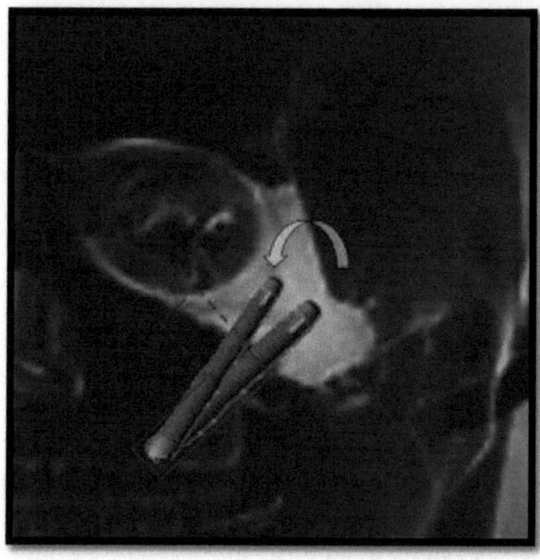

Fig. 36: Implante de substituição colocado com a porção apical em posição superior

Após o fecho do retalho, o novo implante do zigoma é incorporado na carga provisória imediata existente e deixa-se cicatrizar durante seis meses antes do fabrico da prótese definitiva. Após a cicatrização, a prótese definitiva é fabricada.

Se o implante zigomático falhar antes do fabrico da prótese definitiva, o implante falhado pode ser removido na totalidade, uma vez que não se osteointegrou, e a posição superior no mesmo corpo do zigoma pode ser utilizada para estabilizar o novo implante zigomático.[110]

Na preparação para a substituição imediata de um implante de zigoma falhado, é efectuado um exame tridimensional e é avaliado o potencial para entrar através da mesma posição da crista e alargar a trajetória do implante de zigoma de resgate. É efectuado um retalho localizado para expor a trajetória do implante de zigoma não integrado e a nova trajetória é planeada.[111]

Se estiver presente um defeito ósseo na crista após a colocação do novo implante de zigoma, é colocada uma membrana reabsorvível e fixada com um pilar e um a dois parafusos de fixação de 1,5 mm que prendem a membrana.[112] Esta membrana actua como uma barreira que impede a comunicação oro-antral. Após mais 6 meses de osseointegração do implante recuperado, é fabricada a prótese definitiva.[113]

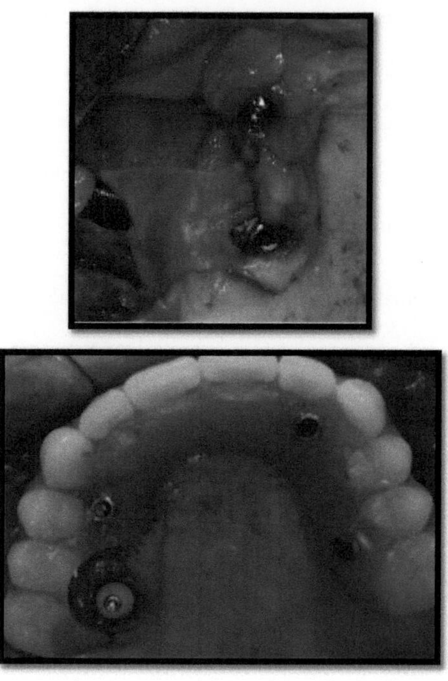

Fig. 37: Membrana fixada para evitar a formação de fístula

10. INFECÇÕES SINUSAIS:

As infecções do seio maxilar na presença de implante de zigoma são geralmente unilaterais. O complexo osteo-meatal é fundamental para a drenagem correta do seio. O edema causado pela infeção resulta na obstrução do complexo osteo-meatal e, por conseguinte, no fracasso da quimioterapia paliativa. A cirurgia endoscópica funcional dos seios paranasais (FESS) remove o processo uncinado e o meato médio e destapa as células aéreas etmoidais, aumentando o volume da passagem óssea.[114]

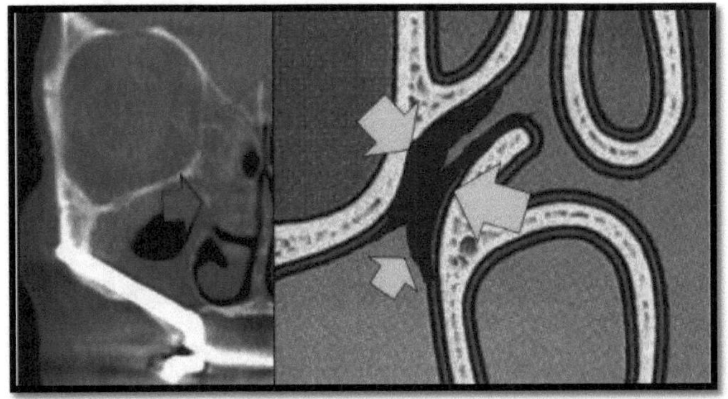

Fig 38: Inflamação dos tecidos moles a bloquear a drenagem do seio

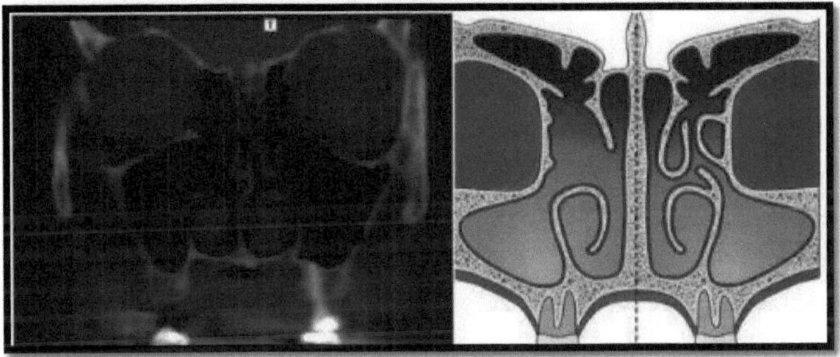

Fig. 39: Pós-cirurgia endoscópica funcional dos seios paranasais

11. SOBRE A EXTENSÃO:

A medição incorrecta do comprimento da osteotomia, desde a crista maxilar até ao aspeto lateral do osso zigomático, pode levar a irritação ou infeção da pele sobrejacente, se o comprimento do implante for demasiado longo.

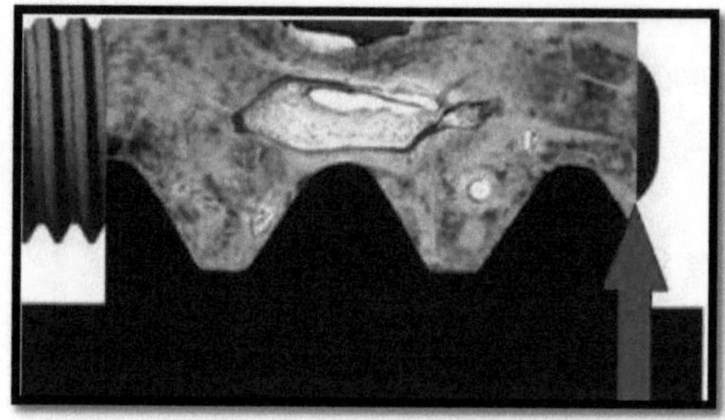

Fig. 40: Porção apical do implante penetrando minimamente para além do córtex lateral do osso zigoma

Uma extensão excessiva de 2-3 mm pode ser irritante para os doentes com pele fina sobrejacente.

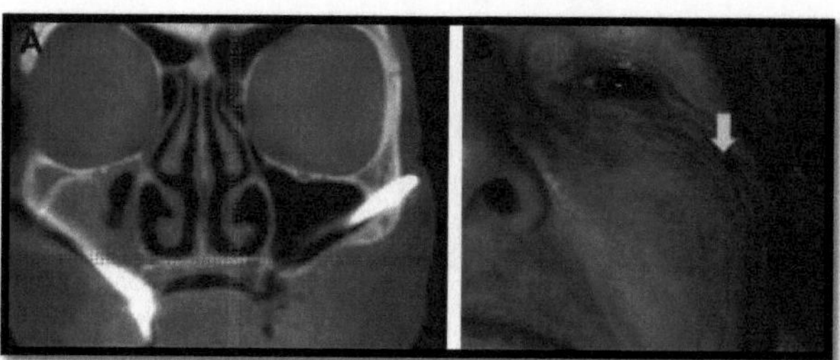

Fig. 41: Porção apical do implante demasiado alargada

Se o doente se queixar de irritação durante a lavagem do rosto ou qualquer outra função diária, o ápice do implante do zigoma pode ser removido através de uma apicoectomia intra-oral ou utilizando uma abordagem extra-oral.[115]

Em casos extremos de extensão excessiva, deve proceder-se à remoção imediata do implante.

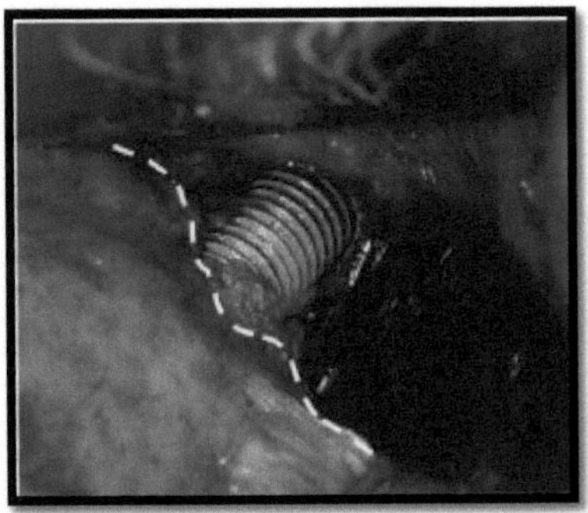

Fig. 42: Abordagem intra-oral para a apicectomia de um ápice excessivamente alargado

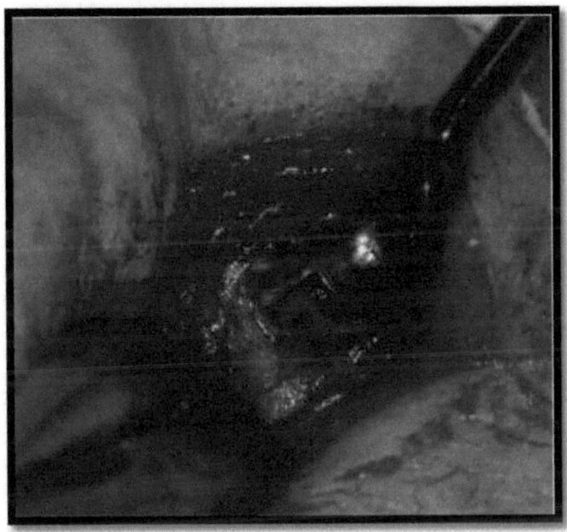

Fig. 43: Abordagem extra-oral para apicectomia de ápice alargado

12. Em doentes jovens com uma fístula de drenagem existente, o tratamento inclui a remoção da porção demasiado alargada do implante do zigoma por via intra-oral, para evitar uma maior deformação potencial e a formação de cicatrizes nos tecidos moles sobrejacentes no ápice do implante.[116]

RESUMO E CONCLUSÃO

O implante zigomático é um procedimento alternativo ao aumento ósseo, à elevação do seio maxilar e aos enxertos ósseos em pacientes com maxilares atróficos posteriores. A técnica de implante zigomático deve ser considerada como um procedimento cirúrgico de grande envergadura e é obviamente necessária uma formação adequada. No entanto, em comparação com os procedimentos de enxerto ósseo, a técnica é menos invasiva e complicada e tem um menor risco de morbilidade devido ao facto de não ser normalmente necessária a colheita de enxerto ósseo. O enxerto para tratar maxilares severamente reabsorvidos é atualmente o procedimento "padrão de ouro", mas foram relatadas na literatura taxas de insucesso de 10-30%.

Em muitos casos, os implantes zigomáticos apresentaram melhores resultados clínicos em comparação com o enxerto ósseo e representam um possível novo procedimento "padrão-ouro" no osso maxilar comprometido. Os critérios de sucesso dos implantes zigomáticos diferem dos dos implantes convencionais porque a avaliação correta da perda óssea da crista apresenta problemas de medição.

A colocação de um implante zigomático é um procedimento relativamente complexo e avançado. Este procedimento deve ser efectuado por clínicos experientes com competências na região maxilofacial. A adesão e a compreensão dos protocolos indicados são fundamentais para limitar e gerir as potenciais complicações associadas à utilização do implante zigomático. O cirurgião experiente deve estar ciente das várias recomendações para a prevenção, bem como para o tratamento de potenciais complicações com este protocolo de tratamento.

REFERÊNCIAS

1. Breine U, Branemark PI. Reconstrução do osso maxilar alveolar. Um estudo experimental e clínico de enxertos ósseos autólogos imediatos e pré-formados em combinação com implantes osseointegrados. Scand J Plast Reconstr Surg. 1980;14:23-48

2. Nyström E, Nilson H, Gunne J, Lundgren S. Reconstrução da maxila atrófica com enxerto ósseo interposicional/osteotomia Le fort I e implantes endósteos: um seguimento de 11-16 anos. Int J Oral Maxillofac Surg. 2009 Jan;38(1):1-6.

3. Ponnusamy S, Miloro M. Um novo fluxo de trabalho orientado proteticamente utilizando implantes zigomáticos: a rotina de implantes zigomáticos com objetivo restaurador. J Oral Maxillofac Surg 2020;78(9):1518e28.

4. Stella JP, Warner MR. Técnica de ranhura sinusal para simplificação e melhor orientação de implantes dentários zigomáticos. Uma nota técnica. Int J Oral Maxillofac Implants. 2000;15:889-93.

5. Peñarrocha M, Uribe R, Garcia B, Martí E. Implantes zigomáticos utilizando a técnica sinus slot: relatório clínico de uma série de pacientes. Int J Oral Maxillofac Implants. 2005;20:788-92.

6. Boyes-Varley J, Howes D, Lownie J, Blackbeard G. Modificações cirúrgicas ao protocolo zigomático de Brånemark no tratamento da maxila severamente

reabsorvida: um relatório clínico. Int J Oral Maxillofac Implants. 2003;18:232-7.

7. Calandriello R, Tomatis M. Tratamento simplificado da maxila posterior atrófica através de função imediata/precoce e implantes inclinados: um estudo clínico prospetivo de 1 ano. Clin Implant Dent Relat Res. 2005;7(Suppl 1):S1-12

8. Migliorança RM, Coppedê AR, Zamperlini MDS, Mayo T, Viterbo RBS, Lima DM. Reabilitação da maxila atrófica sem enxertos ósseos: resultados de um novo protocolo utilizado em casos de edentulismo total. Implant News. 2007;4(5):557-64.

9. Migliorança RM, Coppedê A, Dias Rezende RC, de Mayo T. Restauração da maxila edêntula utilizando implantes zigomáticos extrasinus combinados com implantes convencionais anteriores: um estudo retrospetivo. Int J Oral Maxillofac Implants. 2011;26:665-72.

10. Maló P, Araujo M, Lopes I. Uma nova abordagem para reabilitar a maxila severamente atrófica usando implantes ancorados extra-maxilares em função imediata: um estudo piloto. J Prosthet Dent. 2008;100:354-66.

11. Esposito, M.; Grusovin, M.G.; Felice, P.; Karatzopoulos, G.; Worthington, H.V.; Coulthard, P. Intervenções para a substituição de dentes em falta: Técnicas de aumento ósseo horizontal e vertical para tratamento com implantes dentários. Base de dados Cochrane Syst. Rev. **2009**, 7, CD003607. [CrossRef]

12. Casap N, Alterman M. Implantes zigomáticos e pterigóides extra-sinusais guiados. Em: Jensen OT, editor. O enxerto ósseo do seio. 3ª edição. Batavia: Quintessence Publishing Co Inc USA; 2019. p. 151e8

13. Duarte LR, Filho HN, Francischone CE, Peredo LG, Brånemark PI. O estabelecimento de um protocolo para a reabilitação total de maxilas atróficas empregando quatro fixações zigomáticas em um sistema de carga imediata - um acompanhamento clínico e radiográfico de 30 meses. Clin Implant Dent Relat Res. 2007;9:186-96.

14. Stievenart M, Malevez C. Reabilitação de maxila totalmente atrofiada por meio de quatro implantes zigomáticos e prótese fixa: um acompanhamento de 6-40 meses. Int J Oral maxillofac Surg.2010;39:358-63.

15. Chow J, Wat P, Hui E, Lee P, Li W. Um novo método para eliminar o risco de sinusite maxilar com implantes de zigoma. Int J Oral Maxillofac Implants. 2010;25:1233-40.

16. Aparicio C, Rangert B, Sennerby L. Immediate/early loading of dental implants: a report from the Sociedad Española de Implantes World Congress Consensus Meeting in Barcelona, Spain, 2002. Clin Implant Dent Relat Res. 2003;5(1):55-60

17. Tuminelli FJ, Walter LR, Neugarten J, et al. Carga imediata de implantes zigomáticos: uma revisão sistemática da sobrevivência do implante, sobrevivência da prótese e potenciais complicações. Eur J Oral Implantol 2017;10(Suppl 1):79e87.

18. Jivraj S. Graftless solutions for the edentulous patient (Soluções sem enxertos para o paciente desdentado). Oxnard (CA): Springer.

19. Ponnusamy S, Miloro M. Um novo fluxo de trabalho protético com implantes zigomáticos: a rotina do implante zigomático com objetivo restaurador. J Oral Maxillofac Surg 2020;78(9):1518e28

20. Chow J, Hui E, Lee PK, Li W. Implantes zigomáticos - protocolo para carga oclusal imediata: um relatório preliminar. J Oral Maxillofac Surg. 2006;64:804-11.

21. Dominguez EA, Guerrero C, Shehata E, et al. Implantes Zygoma ou elevação do seio maxilar para a maxila atrófica com uma mandíbula dentada: qual é a melhor opção? Dent Clin North Am 2019;63(3):499e513.

22. Rosenstein J, Dym H. Implantes zigomáticos: uma solução para a maxila atrófica. Dent Clin North Am. 2020;64(2):401-9.

23. Hirsch JM, Ohrnell LO, Henry PJ, Andreasson L, Brånemark PI, Chiapasco M, Gynther G, Finne K, Higuchi KW, Isaksson S, Kahnberg KE, Malevez C, Neukam FW, Sevetz E, Urgell JP, Widmark G, Bolind P. Uma avaliação clínica da fixação Zygoma: um ano de acompanhamento em 16 clínicas. J Oral Maxillofac Surg. 2004;62(9 Suppl 2):22.

24. De Rossi M, Palinkas M, de Lima-Lucas B, Santos CM, Semprini M, et al. Avaliação da atividade muscular mastigatória por eletromiografia em indivíduos com implantes zigomáticos. Med Oral Patol Oral Cir Bucal.2017;22:e392-97

25. Aparicio C, Polido WD, Chow J, Davo R, Al-Nawas B. Implantes zigomáticos redondos e planos: eficácia após um estudo não intervencional de seguimento de 1 ano. Int J Implant Dent. 2022;8(1):13

26. Penarrocha M, Boronat A, Garcia B. Carga imediata de implantes mandibulares imediatos com uma prótese fixa de arcada completa: um estudo preliminar. J Oral Maxillofac Surg. 2009;67(6):1286-93.

27. Kahnberg KE, Henry PJ, Hirsch JM, Ohrnell LO, Andreasson L et al. Avaliação clínica do implante de zigoma: Acompanhamento de 3 anos em 16 clínicas. J Oral Maxillofac Surg. 2007;65(10):2033-8

28. Fernandez H, Gomez-Delgado A, Trujillo-Saldarriaga S, Varon-Cardona D, Castro-Nunez J. Implantes zigomáticos para a gestão da maxila severamente atrofiada: uma análise retrospetiva de 244 implantes. J Oral Maxillofac Surg. 2014;72(5):887-91

29. Malo P, Nobre Mde A, Lopes A, Ferro A, Moss S. Resultado de cinco anos de um estudo de coorte retrospetivo sobre a reabilitação de maxilares atróficos completamente edêntulos com implantes zigomáticos de carga imediata colocados extra-maxilarmente. Eur. J. Oral Implantol. 2014;7(3):267-81.

30. Agliardi EL, Romeo D, Panigatti S, de Araujo Nobre M, Malo P. Reabilitação imediata da arcada completa da maxila severamente atrófica suportada por implantes zigomáticos: um estudo clínico prospetivo com

seguimento mínimo de 6 anos. Int J Oral Maxillofac Surg. 2017;46(12):1592-99.

31. Neugarten J, Tuminelli FJ, Walter L. Dois implantes zigomáticos bilaterais colocados e imediatamente carregados: Uma análise retrospetiva de registos com um acompanhamento de até 54 meses. Int J Oral Maxillofac Implants. 2017;32(6):1399-1403.

32. Davo, Ruben & Pons, Olivia. Próteses suportadas por quatro implantes zigomáticos de carga imediata: Um estudo prospetivo de 3 anos. Eur J oral implantol.2013;6: 263-9.

33. Balshi SF, Wolfinger GJ, Balshi TJ. Uma análise retrospetiva de 110 implantes zigomáticos num protocolo de carga imediata de fase única. Int J Oral Maxillofac Implants. 2009;24(2):335-41

34. Migliorança RM, Coppede A, Dias Rezende RC, de Mayo T. Restauração da maxila edêntula utilizando implantes zigomáticos extra-sinus combinados com implantes convencionais anteriores: um estudo retrospetivo. Int J Oral Maxillofac Implants. 2011;26(3):665-72.

35. Malo P, de Araujo Nobre M, Lopes A, Ferro A, Moss S. Técnica cirúrgica extra-maxilar: resultado clínico de 352 pacientes reabilitados com 747 implantes zigomáticos com um seguimento entre 6 meses e 7 anos. Clin Implant Dent Relat Res. 2015;17(1):e153-62.

36. Ruben Davo. Implantes zigomáticos colocados com um procedimento de duas fases: um estudo retrospetivo de 5 anos. Eur J Oral Implantol. 2009;2(2):115-24.

37. Araujo RT, Sverzut AT, Trivellato AE, Sverzut CE. Análise retrospetiva de 129 implantes zigomáticos consecutivos utilizados para reabilitar maxilas severamente reabsorvidas em um protocolo de dois estágios. Int J Oral Maxillofac Implants. 2017;32(2):377-84.

38. Coppede A, de Mayo T, de Sa Zamperlini M, Amorin R, de Padua APAT, Shibli JA. Acompanhamento clínico prospetivo de três anos de implantes zigomáticos extrasinus para a reabilitação da maxila atrófica. Clin Implant Dent Relat Res. 2017;19(5):926-34.

39. Br° anemark PI, Grondahl K, Ohrnell LO, et al. Zygoma fixture in the ¨ management of advanced atrophy of the maxilla: technique and longterm results. Scand J Plast Reconstr Surg Hand Surg 2004;38:70e85.

40. Hirsch JM, Ohrnell LO, Henry PJ, Andreasson L, Brånemark PI, Chiapasco M, Gynther G, Finne K, Higuchi KW, Isaksson S, Kahnberg KE, Malevez C, Neukam FW, Sevetz E, Urgell JP, Widmark G, Bolind P. Uma avaliação clínica da fixação Zygoma: um ano de acompanhamento em 16 clínicas. J Oral Maxillofac Surg. 2004;62(9 Suppl 2):22.

41. Deana NF, Alves N. Freqüência e localização do forame zigomaticofacial e sua importância clínica na colocação de implantes zigomáticos. Surg Radiol Anat. 2020;42(7):823-30

42. Rigolizzo MB, Camilli JA, Francischone CE, Padovani CR, Branemark PI. Osso zigomático: Bases anatómicas para a ancoragem de implantes osseointegrados. Int J Oral Maxillofac Implants. 2005;20(3):441-4.

43. Bedrossian E. Reabilitação da maxila edêntula com o conceito de zigoma: um estudo prospetivo de 7 anos. Int J Oral Maxillofac Implants 2010;25(6):1213e21.

44. Bothur S, Jonsson G, Sandahl L. Técnica modificada utilizando múltiplos implantes zigomáticos na reconstrução da maxila atrófica: uma nota técnica. Int J Oral Maxillofac Implants. 2003 Nov-Dez;18(6):902-4. PMID: 14696667.

45. Uchida Y, Goto M, Katsuki T, Akiyoshi T. Medição da maxila e do zigoma como ajuda na instalação de implantes zigomáticos. J Oral Maxillofac Surg. 2001; 59:1193-8.

46. Kato Y, Kizu Y, Tonogi M, Ide Y, Yamane G. Estrutura interna do osso zigomático relacionada com a fixação zigomática. J Oral Maxillofac Surg. 2005; 63:1325-9.

47. Malevez C, Abarca M, Durdu F, Daelemans P. Resultado clínico de 103 implantes zigomáticos consecutivos: um estudo de acompanhamento de 6-48 meses. Clin. Oral Implants Res.2004;15:18-22.

48. Parel SM, Brånemark PI, Ohrnell LO, Svensson B. Ancoragem remota de implantes para a reabilitação de defeitos maxilares. J Prosthet Dent. 2001;86:377-81

49. Rossi M, Duarte LR, Mendonça R, Fernandes A. Bases anatómicas para a inserção de implantes zigomáticos. Clin Implant Dent Relat Res. 2008 Dec;10(4):271-5. doi: 10.1111/j.1708-8208.2008.00091.x. Epub 2008 Apr 1. PMID: 18384404.

50. Aparicio C, Manresa C, Francisco K, et al. Implantes zigomáticos: indicações, técnicas e resultados, e o código de sucesso zigomático. Periodontol 2000. 2014;66(1):41-58.

51. Edmond Bedrossian EABJ, Per-Ingvar Branemark. Implante zigomático: uma abordagem sem enxertos para o tratamento da maxila edêntula. In: Fonseca RJ, editor. Cirurgia bucomaxilofacial. 3ª edição. Springer Nature Switzerland AG; 2018. p. 569e83.

52. Peñarrocha, M.; Viña, J.A.; Carrillo, C.; Penarrocha, D. Reabilitação de maxilas reabsorvidas com implantes em contrafortes em pacientes com síndrome de combinação. J. Oral Maxillofac. Surg. **2012**, 70, e322-e330. [CrossRef] [PubMed]

53. Alzoubi, F.; Bedrossian, E.; Wong, A.; Farrell, D.; Park, C.; Indresano, T. Avaliação dos resultados do tratamento de pacientes completamente desdentados com uma prótese de perfil fixa suportada por implantes utilizando uma abordagem sem enxertos. Parte 1: Resultados clinicamente relacionados. Int. J. Oral Maxillofac. Implant. **2017**, 32, 897-903. [CrossRef]

54. Candel-Marti, E.; Peñarrocha-Oltra, D.; Peñarrocha-Diago, M.; Peñarrocha-Diago, M. Satisfação e qualidade de vida com implantes

posicionados palatinos em maxilares severamente atróficos versus implantes convencionais que suportam próteses fixas de arco completo. Med. Oral Patol. Oral Cir. Bucal **2015**, 20, e751-e756. [CrossRef] [PubMed]

55. Davo R, Malevez C, Lopez-Orellana C, et al. Reacções sinusais a implantes de zigoma com carga imediata: um estudo clínico e radiológico. Eur J Oral Implantol 2008;1(1):53e60.

56. Edmond Bedrossian EABJ, Per-Ingvar Branemark. Implante zigomático: uma abordagem sem enxertos para o tratamento da maxila edêntula. In: Fonseca RJ, editor. Cirurgia bucomaxilofacial. 3ª edição. Springer Nature Switzerland AG; 2018. p. 569e83.

57. Aparicio, C. Uma proposta de classificação para pacientes com implantes zigomáticos baseada na abordagem guiada pela anatomia do zigoma (ZAGA): Um estudo transversal. Eur. J. Oral Implantol. **2011**, 4, 269-275. [PubMed]

58. Higuchi, K.W. A fixação do zigomático: Uma abordagem alternativa para a ancoragem de implantes na maxila posterior. Ann. R. Australas.Coll. Dent. Surg. **2000**, 15, 23-33.

59. Vemparala Rohini, Tadi Durga Prasad, Gade VN Sruthi, Kota Bhargavi, Patibandla Soumya. Procedimentos cirúrgicos para colocação de implante zigomático. J Clin Diagnostic Res. 2021;15(11): ZE01-06.

60. Aparicio, C.; Ouazzani, W.; Hatano, N. A utilização de implantes zigomáticos para a reabilitação protética da maxila severamente reabsorvida. Periodontologia 2000 **2008**, 47, 1621-1671. [CrossRef]

61. Aparicio, C.; Ouazzani,W.; Garcia, R.; Arevalo, X.; Muela, R.; Fortes, V. Estudo clínico prospetivo sobre implantes de titânio na arcada zigomática para reabilitação protética da maxila edêntula atrófica com um acompanhamento de 6 meses a 5 anos. Clin. Implant Dent. Relat. Res. **2006**, 8, 114-122. [CrossRef] [PubMed]

62. Aparicio, C.; Ouazzani, W.; Aparicio, A.; Fortes, V.; Muela, R.; Pascual, A.; Codesal, M.; Barluenga, N.; Franch, M. Carga imediata/precoce de implantes zigomáticos: Experiências clínicas após 2 a 5 anos de acompanhamento. Clin. Implant Dent. Relat. Res. **2010**,12, e77-e82. [CrossRef]

63. Aparicio, C. Uma proposta de classificação para pacientes com implantes zigomáticos baseada na abordagem guiada pela anatomia do zigoma (ZAGA): Um estudo transversal. Eur. J. Oral Implantol. **2011**, 4, 269-275. [PubMed]

64. Zhou W, Fan S, Wang F, et al. Um novo método de registo extra-oral para um sistema de navegação dinâmico que orienta a colocação de implantes zigomáticos em pacientes com defeitos de maxilectomia. Int J Oral Maxillofac Surg. 2020;50(1):116-20.

65. Cawood JI, Howell RA. A classification of the edentulous jaws. Int J Oral Maxillofac Surg. 1988;17:232-6

66. Esposito, M.; Davó, R.; Marti-Pages, C.; Ferrer-Fuertes, A.; Barausse, C.; Pistilli, R.; Ippolito, D.R.; Felice, P. Implantes zigomáticos com carga imediata vs implantes dentários convencionais em maxilas atróficas

aumentadas: Resultados de 4 meses pós-carregamento de um ensaio clínico aleatório multicêntrico. Eur. J. Oral Implantol. **2018**, 11, 11-28.

67. Maló, P.; Nobre, M.D.A.; Lopes, A.; Ferro, A.; Moss, S. Técnica cirúrgica extramaxilar: Resultados clínicos de 352 pacientes reabilitados com 747 implantes zigomáticos com um follow-up entre 6 meses e 7 anos. Clin. Implant Dent. Relat. Res. **2015**, 17, e153-e162. [CrossRef] [PubMed]

68. de Araújo Nobre, M.; Maló, P.; Gonçalves, I. Avaliação dos parâmetros clínicos dos tecidos moles para implantes zigomáticos extramaxilares e implantes convencionais em reabilitações híbridas all-on-4: Resultados a curto prazo e proposta de recomendações clínicas para intervenção em consultas de revisão. Implant Dent. **2015**, 24, 267-274. [PubMed]

69. Al-Nawas, B.;Wegener, J.; Bender, C.;Wagner,W. Parâmetros críticos do tecido mole do implante zigomático. J. Clin. Periodontol. **2004**, 31, 497-500. [CrossRef]

70. Maló, P.; Nobre Mde, A.; Lopes, I. Uma nova abordagem para reabilitar a maxila severamente atrófica usando implantes ancorados extramaxilares em função imediata: Um estudo piloto. J. Prosthet. Dent. **2008**, 100, 354-366. [CrossRef]

71. Davó, R. Implantes zigomáticos colocados com um procedimento de duas fases: Um estudo retrospetivo de 5 anos. Eur. J. Oral Implantol. **2009**, 2, 115-124. [PubMed]

72. Davo, R.; Malevez, C.; Rojas, J. Função imediata na maxila atrófica usando implantes de zigoma: Um estudo preliminar. J. Prosthet. Dent. **2007**, 97, S44-S51. [CrossRef]

73. Wang F, Bornstein MM, Hung K, Fan S, Chen X, Huang W et al. Aplicação da navegação cirúrgica em tempo real para a inserção de implantes zigomáticos em pacientes com maxila gravemente atrófica. J Oral Maxillofac Surg. 2018;76(1):80-8.

74. Lang, N.P.; Berglundh, T.; Grupo de Trabalho 4 do Sétimo Workshop Europeu de Periodontologia. Doenças periimplantares: Where are we now?-Consensus of the Seventh EuropeanWorkshop on Periodontology. J. Clin. Periodontol. **2011**, 38, 178-181. [CrossRef]

75. Maló, P.; Rangert, B.; Nobre, M. Conceito de função imediata "All-on-Four" com implantes Brånemark System para mandíbulas completamente dentadas: Um estudo clínico retrospetivo. Clin. Implant Dent. Relat. Res. **2003**, 5, 2-9. [CrossRef] [PubMed]

76. Francetti, L.; Romeo, D.; Corbella, S.; Taschieri, S.; Del Fabbro, M. Alterações do nível ósseo em torno de implantes axiais e inclinados em restaurações imediatas fixas de arcada completa. Resultados provisórios de um estudo prospetivo. Clin. Implant Dent. Relat. Res. **2012**, 14, 646-654. [CrossRef][PubMed]

77. Crespi, R.; Vinci, R.; Capparé, P.; Romanos, G.E.; Gherlone, E. Um estudo clínico de pacientes edêntulos reabilitados de acordo com o protocolo de

função imediata "all on four". Int. J. Oral Maxillofac. Implant. **2012**, 27, 428-434.

78. Bedrossian E. Implantes zigomáticos Considerações operacionais para minimizar erros técnicos, complicações e seu gerenciamento. Atlas Oral Maxillofac Surg Clin North Am. 2021 Sep; 29 (2): 277-289. doi: 10.1016 / j.cxom.2021.04.005. Epub 2021 Jun 16. PMID: 34325814.

79. Duarte LR, Filho HN, Francischone CE, Peredo LG, Branemark PI.O estabelecimento de um protocolo para a reabilitação total de maxilas atróficas empregando quatro fixações zigomáticas em um sistema de carga imediata - um acompanhamento clínico e radiográfico de 30 meses. Clin Implant Dent Relat Res.2007;9:186-96.

80. Rajan G, Mariappan S, Ramasubramanian H, Somasundaram S, Natarajarathinam G. Restauração da maxila edêntula atrófica de um paciente com displasia ectodérmica utilizando implantes zigomáticos quádruplos: Relato de um caso. J Maxillofac Oral Surg. 2015 Sep;14(3):848-52. doi: 10.1007/s12663-015-0741-1. Epub 2015 Jan 20. PMID: 26225088; PMCID: PMC4511906.

81. Mozzati M, Monfrin SB, Pedretti G, Schierano G, Bassi F.Carga imediata de próteses fixas maxilares retidas por implantes zigomáticos e convencionais: dados preliminares de 24 meses para uma série de relatos de casos clínicos. Int J Oral Maxillofac Implants.2008;23:308-14.

82. Patzelt, S.B.M.; Bahat, O.; Reynolds, M.A.; Strub, J.R. The all-on-four treatment concept: Uma revisão sistemática. Clin. Implant. Dent. Relat. Res. **2013**, 16, 836-855. [CrossRef]

83. Popper HA, Popper MJ, Popper JP. Dentes num dia. O sistema Branemark Novum. N Y State Dent J. 2003;69(8):24-7.

84. Chow J, Hui E, Liu J, Li D, Wat P, Li W, Yau YK, Law H. O Protocolo da Ponte de Hong Kong. Carga imediata de acessórios Brånemark mandibulares utilizando uma prótese provisória fixa: resultados preliminares. Clin Implant Dent Relat Res. 2001;3(3):166-74.

85. Velasco-Ortega, E.; Valente, N.A.; Iezzi, G.; Petrini, M.; Derchi, G.; Barone, A. Aumento do seio maxilar com três biomateriais diferentes: Resultados histológicos, histomorfométricos, clínicos e relatados pelos pacientes de um ensaio clínico aleatório controlado. Clin.Implant Dent. Relat. Res. 2021, 23, 86-95.

86. Brown JS, Shaw RJ. Reconstrução da maxila e da face média: introdução de uma nova classificação. Lancet Oncol.2010;11(10):1001-8.

87. Weyh AM, Nocella R, Salman SO. Comentário - Passo a passo: Implantes zigomáticos. J Oral Maxillofac Surg. 2020;78(4):e6-9.

88. Dawood A, Kalavresos N. Gestão de complicações extra-orais num paciente tratado com quatro implantes zigomáticos. Int J Oral Maxillofac Implants. 2017;32:893-6.

89. Zwahlen RA, Gratz KW, Oechslin CK, Studer SP. Taxa de sobrevivência de implantes zigomáticos em maxilares atróficos ou parcialmente ressecados antes da carga funcional: um relatório clínico retrospetivo. Int J Oral Maxillofac Implants. 2006;21(3):413-20.

90. Dholam KP, Chouksey GC, Dugad J. Oral health-related quality of life after prosthetic rehabilitation in patients with oral cancer: a longitudinal study with the Liverpool Oral Rehabilitation Questionnaire version 3 and Oral Health Impact Profile-14 questionnaire. Indian J Cancer. 2016;53(2):256-60.

91. Schmidt BL, Pogrel MA, Young CW, Sharma A. Reconstrução de defeitos maxilares extensos utilizando implantes zigomáticos. J Oral Maxillofac Surg. 2004;62(9 Suppl 2):82-9.

92. Pellegrino G, Tarsitano A, Basile F, Pizzigallo A, Marchetti C. Reabilitação assistida por computador de defeitos oncológicos maxilares utilizando implantes zigomáticos: uma classificação baseada em defeitos. J Oral Maxillofac Surg. 2015;73(12):2446.e1-e11

93. Tetsch P, Ackermann KL, Behneke N, et al. Actas de uma conferência de consenso sobre implantologia. Int J Oral Maxillofac Implants. 1990;5(Suppl):182-7.

94. Dawood A, Collier J, Darwood A, Tanner S. O implante zigomático invertido: um novo implante para a reconstrução maxilofacial. Int J Oral Maxillofac Implants. 2015;30:1405-8.

95. Hung K, Wang F, Wang H, et al. Precisão de um sistema de navegação cirúrgica em tempo real para a colocação de implantes zigomáticos quádruplos na maxila atrófica grave: um estudo clínico piloto. Clin Implant Dent Relat Res. 2017;19(3):458-6

96. Coli P, Christiaens V, Sennerby L, de Bruyn H. Fiabilidade das ferramentas de diagnóstico periodontal para monitorizar a saúde e a doença peri-implantares. Periodontol. 2017;73(1):203-17

97. Schnitman PA, Shulman LB. Recomendações da conferência de desenvolvimento de consenso sobre implantes dentários. J Am Dent Assoc. 1979;98(3):373-7.

98. . Meredith N, Shagaldi F, Alleyne D, Sennerby LCP. A aplicação de medições de frequência de ressonância para estudar a estabilidade de implantes de titânio durante a cicatrização na tíbia de coelho. Clin Oral Implants Res. 1997;8:234-43.

99. Mavriqi, L., Lorusso, F., Conte, R. *et al.* Penetração do implante zigomático na porção central da órbita: um relato de caso. *BMC Ophthalmol* **21**, 121 (2021). https://doi.org/10.1186/s12886-021-01846-1

100. Krauthammer M, Shuster A, Mezad-Koursh D, et al. Lesão muscular extraocular devido à penetração de implantes dentários na órbita. Am J Ophthalmol Case Rep 2016;5:94e6.

101.Aparicio C, Lopez-Piriz R, Albrektsson T. Critérios ORIS de sucesso para a reabilitação relacionada com o zigoma: O código de sucesso do zigoma (revisitado). Int J Oral Maxillofac Implants. 2020;35(2):366-78.

102. Sales PH, Gomes MV, Oliveira-Neto OB, et al. Avaliação da qualidade das revisões sistemáticas sobre a eficácia dos implantes zigomáticos: uma visão geral das revisões sistemáticas. Med Oral Patol Oral Cir Bucal 2020;25(4):e541e8.

103.Freedman M, Ring M, Stassen LFA. Efeito do suporte ósseo alveolar em implantes zigomáticos numa posição extra-sinusal - um estudo de análise de elementos finitos. Int J Oral Maxillofac Surg. 2015;44:785-90.

104. Chen JJ, Chen D-L, Chen C-J. A pontuação de Lund-Mackay para tomografia computorizada de cabeça e pescoço em adultos. J Radiol Sci 2011;36(4): 203e8.

105.Sharma A, Rahul GR. Implantes zigomáticos/fixação: uma revisão sistemática. J Oral Implantol. 2013;39(2):215-24.

106.Renouard F, Nisand D. Implantes curtos no maxilar severamente reabsorvido: um estudo clínico retrospetivo de 2 anos. Clin Implant Dent Relat Res. 2005;7(Suppl 1):S104-10.

107.Bedrossian E. Conceito de implante de resgate: A utilização alargada do implante de zigoma nas soluções sem enxertos. Oral Maxillofacial Surg Clin N Am. 2011;23:257-76.

108.Prado FB, Noritomi PY, Freire AR, Rossi AC, Neto FH, Caria PHF. Distribuição de tensões no pilar zigomático humano através da análise tridimensional por elementos finitos. Int J Morphol. 2013;31:1386-1.

109.Le J, Chen P, Seidenfaden J, et al. Implantes zigomáticos para restauração de defeitos nasais complexos e um relato de caso e resultado. J Diagn Treat Oral Maxillofac Pathol 2020;4(9):115e7.

110.Donath K, Laass M, Günzl HJ. A histopatologia de diferentes reacções de corpos estranhos nos tecidos moles e ósseos orais. Virchows Arch A Pathol Anat Histopathol. 1992;420:131-7.

111.Lanza DC, Kennedy DW. Definição de rinossinusite do adulto. Otolaryngol Head Neck Surg. 1997;117(setembro):S1-7.

112.Bothur S, Garsten M. Initial speech problems in patients treated with multiple zygomatic implants (Problemas iniciais de fala em pacientes tratados com implantes zigomáticos múltiplos). Int J Oral Maxillofac Implants. 2009;25(2):379-84.

113.Davo R, Malevez C, Lopez-Orellana C, et al. Reacções sinusais a implantes de zigoma com carga imediata: um estudo clínico e radiográfico. Eur.J.Oral Implantol.2008;1:53-60.

114.Tzerbos F, Bountaniotis F, Theologie-Lygidakis N, Fakitsas D, Fakitsas I. Complicações dos implantes zigomáticos: A nossa experiência clínica com 4 casos. Ata Stomatol Croat. 2016 Sep;50(3):251-257. doi: 10.15644/asc50/3/8. PMID: 27847399; PMCID: PMC5108285.

115.Garcia Garcia B, Ruiz Masera JJ, Inserir Apelido IF, Zafra Camacho FM. Fístula Cutânea Bilateral Após a Colocação de Implantes Zigomáticos. *Int J Oral Maxillofac Implants*. 2016. Mar-Abr;31(2):e11-4. 10.11607/jomi.4202 [PubMed] [CrossRef] [Google Scholar]

116. Molinero-Mourelle P, Baca-Gonzalez L, Gao B, et al. Complicações cirúrgicas em implantes zigomáticos: uma revisão sistemática. Med Oral Patol Oral Cir Bucal 2016;21(6):e751e7.

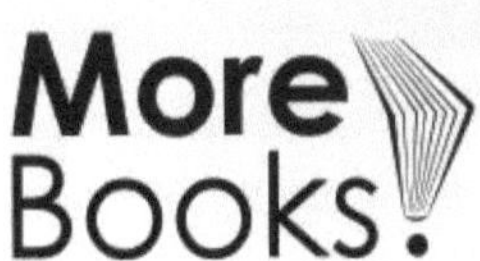

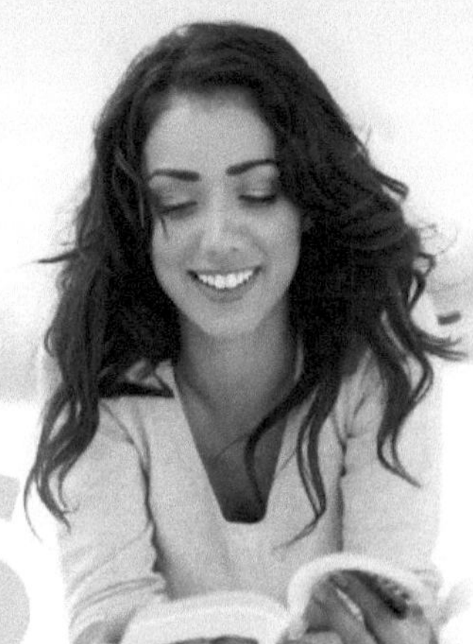

yes
I want morebooks!

Buy your books fast and straightforward online - at one of world's fastest growing online book stores! Environmentally sound due to Print-on-Demand technologies.

Buy your books online at
www.morebooks.shop

Compre os seus livros mais rápido e diretamente na internet, em uma das livrarias on-line com o maior crescimento no mundo! Produção que protege o meio ambiente através das tecnologias de impressão sob demanda.

Compre os seus livros on-line em
www.morebooks.shop

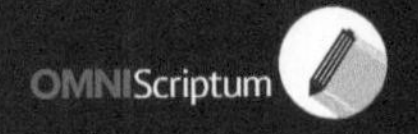

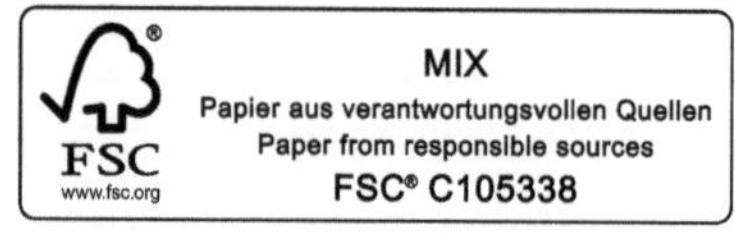

FSC
www.fsc.org
MIX
Papier aus verantwortungsvollen Quellen
Paper from responsible sources
FSC® C105338